Top im Gesundheitsjob

Lore Wehner

Dicke Luft –
Konfliktmanagement in
Gesundheitsberufen

Mit 11 Abbildungen

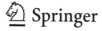

Lore Wehner
Wien, Österreich

ISBN-13 978-3-642-24928-0   ISBN 978-3-642-24929-7 (eBook)
DOI 10.1007/978-3-642-24929-7

Die Deutsche Nationalbibliothek verzeichnet diese Publikation in der Deutschen National-
bibliografie; detaillierte bibliografische Daten sind im Internet über http://dnb.d-nb.de abrufbar.

Springer Medizin
© Springer-Verlag Berlin Heidelberg 2012

Planung: Susanne Moritz, Berlin
Projektmanagement: Ulrike Niesel, Heidelberg
Lektorat: Dr. Sirka Nitschmann, Werl-Westönnen
Umschlaggestaltung: deblik Berlin
Fotonachweis Umschlag: © Vertes Edmond Mihai/Shutterstock
Zeichnungen: Claudia Styrsky, München
Satz und Reproduktion der Abbildungen:
Fotosatz-Service Köhler GmbH – Reinhold Schöberl, Würzburg

Gedruckt auf säurefreiem und chlorfrei gebleichtem Papier

Springer Medizin ist Teil der Fachverlagsgruppe Springer Science+Business Media
www.springer.com

Danksagung

Zum Gelingen dieses Buches haben Fr. Moritz (Springer-Verlag, Berlin Heidelberg) mit ihrer Ruhe, ihrer positiven Art und Motivation, als auch meine beiden Lektorinnen Mag.ᵃ Stephanie Mörz und Mag.ᵃ Silvia Hödl mit deren schier unendlicher Geduld beigetragen. Ein Dankeschön von Herzen, es war eine Freude mit Ihnen, Fr. Moritz, und euch, Stephanie und Silvia, zu arbeiten.

Stets als Feuerwehr im Einsatz war mein lieber Freund Helmut Hinterleitner. Danke Helmut, für deine großartige Unterstützung.

So freue ich mich auf das nächste Projekt mit so wunderbaren Menschen als Begleitern an meiner Seite.

Vorwort

Kompakt, praxisnah, lesbar und damit hilfreich, so sollte diese neue Reihe für Berufstätige an der Basis sein. Die Bücher »Top im Gesundheitsjob« sind untereinander vernetzt.

Berufsgruppen aller Sparten und Führungskräfte unterschiedlichster Positionen fühlen sich mit dem stetig wachsenden Konfliktpotenzial in ihrem beruflichen Alltag belastet oder überfordert. Meist werden Zeit-, Personalmangel oder das Fehlen finanzieller Ressourcen als Grund angeführt, sich nicht mit Konfliktmanagement zu befassen. Hauptursachen der »Konfliktscheuheit« scheinen allerdings Schulungsmangel und der Mangel an Konfliktkompetenz zu sein.

Geschulte Mitarbeiter und Führungskräfte betreiben aktiv Konfliktarbeit in ihrem Arbeitsgebiet. Gelebte Konfliktkultur im Unternehmen trägt zu positivem Arbeits- und Betriebsklima und zur Gesundheitsförderung bei.

Werden Konflikte mit internen Spezialisten wie einem betrieblichen Konfliktlotsen oder mit externen Spezialisten wie Coaches, Mediatoren oder Supervisoren aufgearbeitet, minimiert sich die vielerorts vorherrschende Mitarbeiterfluktuation. Burnout und Mobbingtendenzen werden minimiert.

Durch bewusste Schulungen können neue Wege eröffnet werden.

St. Marein bei Graz im Jänner 2012
Lore Wehner

Über die Autorin und die Koautorinnen

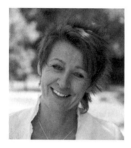

Lore Wehner

Lore Wehner M.A.

Leitung Institut ilw – Bildung, Beratung und Entwicklung für Generationen

Coach, Mediatorin, Supervisorin, Trainerin, Unternehmensberaterin

Konzeption: »Betrieblicher Konfliktlotse im Gesundheits- und Krankenpflegebereich«, »Beziehungsvolle, sensorische Aktivierung und Pflege – ein ganzheitliches Pflege- und Aktivierungskonzept« und »Sensorische Aktivierung – ein Förderkonzept für hochbetagte oder Menschen mit Demenz«

Mag. ª Stephanie Mörz

Diplompädagogin, Nachhilfelehrkraft, Lektorin am Institut ilw

Mag. ª Silvia Hödl

Verhaltensbiologin, Wissenschaftsmanagerin, Lektorin und Assistentin am Institut ilw

Inhaltsverzeichnis

1	**Ein Einstieg**	2
2	**Konflikte**	10
2.1	Konfliktebenen	14
2.2	Konflikte in Gesundheitseinrichtungen	15
2.3	Häufige Konfliktursachen im Gesundheits- und Krankenpflegebereich	17
2.4	Signale für das Vorhandensein von Konflikten	19
2.5	Eskalationsstufen eines Konflikts	21
2.6	Veränderungen im inneren und äußeren Verhalten . . .	30
2.7	Konflikte und Bedürfnisorientiertheit	31
2.8	Förderliche Grundhaltung für eine aktive Konfliktarbeit	34
2.9	Problem- und Konfliktlösungsprozess	40
2.10	Konfliktkosten	44
3	**Arbeits- und Betriebsklima – Konfliktfaktor im Gesundheits- und Krankenpflegebereich?**	50
3.1	Arbeitszufriedenheit	53
3.2	Führungsstile und Auswirkungen auf die Unternehmens- und Konfliktkultur	55
3.3	Führungskreis	65
4	**Empathisch-lösungs-orientierte Kommunikation** . .	67
	Lore Wehner, Silvia Hödl	
4.1	Das Vier-Ohren-Modell	69
4.2	Vom Ich zum Du – Ich- und Du-Botschaften	71
4.3	Gewaltfreie Kommunikation	85
4.4	AIDA: Ein Gesprächsleitfaden für Konfliktsituationen . .	87

5   **Konflikte in interkulturellen Teams**   90

    Stephanie Mörz

5.1   Überall Interkulturalität   90

5.2   Wieso Konflikte in interkulturellen Teams?   91

5.3   Hauptprobleme mit den Patienten aus anderen
      Kulturen   97

5.4   Identität und Kultur   101

5.5   Lösungsansatz Verständnis   102

6   **Weitere Lösungsansätze zur aktiven Konflikt-
      aufarbeitung**   104

6.1   Mediation   105

6.2   Konfliktlotsen   117

6.3   Supervision   127

6.4   Moderation   130

6.5   Coaching   136

7   **In aller Kürze**   139

Literatur   140

Internet   141

Stichwortverzeichnis   143

Kennen Sie das?

Eine Stationsleitung in einem Alten- und Pflegeheim teilt Anfang Oktober ihrem Team mit, dass es in diesem Jahr für den Dienstplan für Weihnachten selbst verantwortlich ist und diesen bis Ende Oktober abgeben müsse.

Schon am nächsten Tag hat eine eifrige Mitarbeiterin einen Dienstplan erstellt, wo einige Personen Freizeiten und Urlaub bereits eingetragen hatten, die Dienstzeiten jedoch nur spärlich eingetragen waren. Mitarbeiter, welche vom bereits erstellten Dienstplan erfuhren, waren »genervt« oder »sauer«, fühlten sich übergangen. Die Stimmung im Team sank innerhalb kürzester Zeit auf ein Minimum. Heftige Diskussionen im Team entstanden über alte Vorrechte z. B. wer schon länger im Dienst ist und wer nicht, ob Kinder vorhanden sind, ob jemand Alleinerzieher ist, wer zuletzt dauerhaft krank war und wer nicht und ähnliches.

Die Stationsleitung bekam Streit und Stimmung im Team mit und bekam auf die Frage, was denn los sei, die Antwort: »Weihnachten ist los, der Krieg im Team hat begonnen.« Die Stationsleitung ist schockiert über diese Aussage und spricht beim Blitzlicht am nächsten Morgen das Thema an. Die Mitarbeiter reagierten wütend und beschimpften sich gegenseitig.

Angehörige beschweren sich, da die Mitarbeiter vor ihnen ihren Streit austragen. Die Stationsleitung spricht dies am nächsten Morgen an.

Ein Einstieg

> Wenn Konflikte sich zu einem endlosen Streit hinziehen, so hat
> dies meist seinen Grund darin, dass wir verlernt haben mit den
> Augen des anderen zu sehen, mit den Ohren des anderen zu
> hören und mit dem Herzen des anderen zu fühlen. (Alfred Adler)

Sie kennen bestimmt Konflikte wie das Beispiel aus »Kennen Sie
das« und ebenso die Aussagen: »*Konflikte als Chance!*«, »*Konflikte
sind wichtig, sie zeigen Veränderung auf, machen Veränderung und
neue Wege möglich!*«, »*Konflikte zeigen Schwachstellen und Fehler
auf, welche Sie dann zum Positiven verändern können!*«, »*Konflikte
gehören zur Weiterentwicklung und zum Teambuilding einfach
dazu!*« oder »*Konfliktkultur hängt von der Führung ab!*«.

Wenn Sie sich gerade in einer Konfliktsituation befinden, werden Sie vielleicht sagen: »*Das kann ich schon nicht mehr hören!*«,
»*Das habe ich schon hundertmal gehört, doch ändert es nichts an
meiner Situation!*«. Sie werden erst nach Aufarbeitung oder Lösung
des Konflikts sagen: »*Dieser Konflikt war eine tolle Chance für mich
bzw. für mein Team. Ich/wir konnte/n vieles daraus lernen und
erfahren, es hat eine Weiterentwicklung gebracht oder einen neuen
Weg eröffnet.*«

Sehr oft erlebe ich aber, dass höchst motivierte Führungskräfte
und Mitarbeiter aller Berufssparten schnell an die Grenzen des
Machbaren kommen, denn in kleinen wie in großen Organisationen gibt es nach wie vor vielerorts hierarchisches Denken, welchen
sich Führungskräfte und alle weiteren Berufsgruppen im Gesund-
heits- und Krankenpflegebereich unterordnen müssen, was Veränderung oder aktive Konfliktarbeit meist schon im Keim ersticken
lässt.

Andererseits lerne ich immer mehr Organisationen kennen,
denen ein positives Arbeits- und Betriebsklima enorm wichtig sind.
Organisationen, welche innerbetriebliches Konfliktmanagement
aufgebaut haben und leben. Institutionen, in welchen Mitarbeiter

das Gefühl haben wahrgenommen, wertgeschätzt und respektiert zu werden. Gesundheitsförderung durch gute Konfliktprävention hält Einzug in Krankenhäusern, Alten- und Pflegeheimen, Geriatrie- und Tageszentren.

Wo aber beginnt Konfliktprävention

Konfliktprävention beginnt z. B. damit, dass Mitarbeiter in ihrer Mittagspause zu Zumba, Lachyoga, zum Entspannungstraining oder zur Klangschalenmassage gehen können. Sie beginnt dort, wo eine Rotlichtkabine oder ein Fitnessraum für Mitarbeiter eingerichtet wurde usw.

Warum Konfliktprävention

Mitarbeiter im Gesundheits- und Krankenpflegebereich fehlt sehr oft die Zeit für Austausch, Vernetzung, Zeit einander auf persönlicher Ebene näher zu kommen, um damit Verständnis und Empathie für die jeweils andere Berufsgruppe zu entwickeln. Wird auf jene Aspekte Wert gelegt, passiert Konfliktprävention. Das große Konkurrenzdenken wird damit verabschiedet. Neues kann Einzug halten. Meist ist Kommunikation im Gesundheits- und Krankenpflegebereich auf Dokumentation, Fallbesprechungen, Patientenbesprechungen, Gespräche mit und über Bewohner und Angehörige beschränkt. Zeit für Befindlichkeit, persönliche Anliegen usw. ist kaum gegeben. Rückmeldung vieler meiner Teilnehmer bei Seminaren, Coachings und Supervisionen waren: »*Ich habe das Gefühl wertlos zu sein, ausgenützt zu werden, nicht wahrgenommen oder anerkannt zu werden für meine Leistungen, meinen Einsatz. Ich bekomme nur negatives Feedback, positives Feedback höre ich kaum bis nie.*«, »*Ich als Person bin meinem Betrieb egal. Es geht nur um Leistung und Funktion, oder ich bin in zwar in einer Führungsposition, doch habe ich nichts zu sagen.*« Diese Aussagen zeigen, dass Bedarf nach Anerkennung besteht. Das Eingestehen der Leistungen der Mitarbeiter kann helfen, Konflikten vorzubeugen.

Veränderung und Zeitenwende im Gesundheits- und Krankenpflegebereich sind angesagt. Nach meinem Gefühl sollte Altbewährtes als kostbarer Schatz bewahrt werden, auf der anderen Seite sollte Offenheit für Neues, für neue Methoden und Techniken gegeben sein.

Denken Sie über folgende Fragen in Bezug auf Alter und Krankheit nach:

– Wie und wo möchte ich im Alter leben?
– Wer soll mich im Alter pflegen?
– Wer soll mich bei Krankheit pflegen?
– Was wird mir bei Krankheit oder Demenz wichtig sein?
– Was erwarte ich mir von meinem Lebensabend, den ich vielleicht in einer Pflegestation verbringen muss?

Ich stelle meinen Schüler, welche gerade die Ausbildung zur Pflegehilfe, Heimhilfe oder zum/zur Dipl. Aktivierungs- und Demenztrainer absolvieren, sehr oft jene Fragen. Die Antwort vieler Schüler nach ihren Praktika lautet: »*Ich möchte zu Hause leben und sterben. In ein Pflegeheim oder ein Demenzzentrum möchte ich nie.*« Vor dem Praktikum sind einige überzeugt, auch in einem Alten- oder Pflegeheim leben zu können. Nach dem Praktikum gibt es meist keinen Schüler mehr, der oder die sich das vorstellen kann. Die Aussagen meiner Schüler zeigen auf, dass Veränderung und Zeitenwende im Gesundheits- und Krankenpflegebereich notwendig ist.

Gesundheitsfördernde Maßnahmen in Einzel- aber auch in Gruppenform stärken das Team, motivieren Mitarbeiter, senken die Fehlerhäufigkeit, minimieren Krankenstandstage, Beschwerden und Konflikte im Team, da Mitarbeiter Zeit außerhalb der Station zusammen verbringen, sich etwas Gutes tun und entspannt zurück an den Arbeitsplatz kommen. Damit können gesundheitsfördernde Maßnahmen wunderbar als Maßnahmen für eine positive Kommunikations- und Konfliktkultur gesehen werden. Gesunde, entspannte Mitarbeiter und Führungskräfte tragen Konflikte auf einer sozusagen »anderen Ebene« aus. Es wird davon Abstand genommen, nicht miteinander zu sprechen, Konflikte nicht direkt auszutragen oder ihnen durch Arbeitsplatzwechsel aus dem Weg zu gehen. Mitarbeiter lernen offener, achtsamer, respektvoller, verständnisvoller und empathischer miteinander zu kommunizieren, was sich zusätzlich positiv auf den Umgang mit den Patient, Bewohner und Angehörigen und auf die Teamkultur auswirken kann.

✅ **Praxistipp**

Gesundheitsfördernde Maßnahmen sind all jene Maßnahmen, welche die körperliche, geistige und seelische Gesundheit der Mitarbeiterinnen bewahren und erhalten, z. B. Rückengymnastik, Massagen, Entspannungstechniken, Stressprävention. Probieren Sie es aus!

Ein wichtiger Faktor ist die Schulung der Führungskräfte und der Mitarbeiter zu den Themen Konfliktmanagement und lösungsorientierte Kommunikation und Konfliktlösung, wobei neben grundlegendem Wissen über Kommunikation Werkzeug für positive, kompetente Konfliktarbeit mitgeben werden. Innerbetriebliche Maßnahmen wie Beschwerde- und Konfliktmanagement sollte den Fokus daher nicht nur auf Patient, Bewohner und Angehörige richten, sondern eben auch auf die Mitarbeiter. So können z. B. interne betriebliche Konfliktlotsen für Patient, Bewohner, Angehörige und ebenso den Führungskräften und Mitarbeiter aller Sparten als Ansprechpartner zur Verfügung stehen. Aktiv gelebte Konfliktarbeit im Unternehmen ist ein Schlüssel für erfolgreiche, funktionierende Zusammenarbeit, Kommunikation und Konfliktlösung!

»*Konflikte als Chance!*« für ihre persönliche Weiterentwicklung und Weiterentwicklung in Ihrem Unternehmen. Wachstum, Entwicklung und positive Veränderung.

Es erscheint erstaunlich, dass gegen derartig vorhersehbare Konflikte wie aus »Kennen Sie das« keinerlei präventive Maßnahmen getroffen werden, um dem Problempotenzial entgegenzuwirken. Ausprobiert wird nach meinem Erleben sehr oft die »Feuerwehrstrategie«. Den Mitarbeiter wird zunächst enorm viel Freiraum zur Dienstplangestaltung nach dem Motto: »*Organisiert euch das selbst!*« gegeben. Doch wenn es nicht klappt (und es funktioniert erfahrungsgemäß sehr selten), wird der Dienstplan von der Stationsleitung (der Feuerwehr) erstellt. Dies passiert sehr häufig ohne ein Eingehen auf die Wünsche und Bedürfnisse der Mitarbeiter, da der Plan »gerecht sein soll«, was dazu führt, dass Einzelpersonen mit ihren Anliegen nicht wahrgenommen werden können. Kann das Team aus dem Beispiel aus »Kennen Sie das?« den Konflikt zur Weiterentwicklung nutzen?

Folgende Reaktionen im Team waren auf die von der Stationsleitung thematisierte Beschwerde seitens Angehöriger zu erkennen:

1. Gruppe: »*Wir werden unsere Konflikte im Dienstzimmer austragen, es wird nicht mehr vorkommen.*«
2. Gruppe: »*Eine Frechheit von den Angehörigen. Denen werden wir es zeigen.*«
3. Gruppe: Enthält sich ihrer Meinung.

Die Stationsleitung teilt dem Team mit, dass der Dienstplan bis zur nächsten Dienstbesprechung fertig sein muss. Zwei von insgesamt fünf Bezugspflegegruppen geben Ende Oktober einen vollständigen Dienstplan ab. Der Dienstplan von drei Gruppen ist nur halbfertig bis leer. Erzürnt zerreißt die Stationsleitung den Dienstplan, teilt den Mitarbeiter mit, dass nun sie die Einteilung übernehmen wird und dass sich keiner über den Dienstplan beschweren soll. Dieser wird bei der Dienstbesprechung vorgestellt. Bei einigen herrscht Freude über die Einteilung, bei einigen löst der Dienstplan Wut, Zorn und Enttäuschung aus.

Die Mitarbeiter gehen den Weg zur Pflegedienstleitung und zum Betriebsrat. Die Pflegedienstleitung unterstützt die Stationsleitung, auch wenn sie selbst das Problem Dienstplan anderes gelöst hätte. Es kommt zu einer Besprechung mit dem Betriebsrat, in der dieser darauf hinweist, dass man auf Alleinerzieher und Mitarbeiter aus anderen Nationen Rücksicht nehmen muss. Es bleibt dennoch bei dem eingeteilten Dienstplan.

Dann kommt die Weihnachtszeit. Die alleinerziehende Mutter, die zu Weihnachten frei haben wollte und nicht frei bekommen

▼

hat, meldet sich krank. Der Mitarbeiter, der für vier Wochen in sein Heimatland fliegen wollte ebenfalls. Ein weiterer Mitarbeiter meldet sich krank. Eine Mitarbeiterin nimmt Pflegeurlaub. Der Dienstplan muss geändert, Dienste müssen abgedeckt werden. Die Stimmung im Team sinkt, es wird Dienst nach Vorschrift gemacht. Besondere Angebote werden gestrichen, wie z. B. der Weihnachtspunsch für Angehörige oder die Weihnachtsfeier am Heiligen Abend mit den Bewohnern. Damit wirkt sich der Konflikt auf die Bewohner- und Angehörigenebene aus. Einige müssen Dienste übernehmen obwohl sie frei hätten. Es kommt für sie zu einer enormen Mehrbelastung. Nach Weihnachten sind alle Mitarbeiter wieder im Dienst – es herrscht gespannte Stimmung im Team.

Als die Alleinerziehende einen Dienst tauschen möchte, bekommt sie zur Antwort: »*Du warst ja Weihnachten krank, wirst dich ja gut erholt haben.*« Der Mitarbeiter, der nach Hause fliegen wollte, bittet einen Kollegen bei der Pflege einer hochpflegebedürftigen Person um Hilfe. Ihm wird gesagt: »*Du hast uns zu Weihnachten auch nicht geholfen, jetzt hilf' dir mal selbst!*« Misstrauen und mangelnde Kooperation im Team sind die Folgen, das Miteinander im Team bleibt schwierig. Mitarbeiter stehen ihrer Stationsleitung skeptisch gegenüber, das Vertrauen ist gesunken. Die Kompetenz der Führungskraft wird in Frage gestellt.

Die Stationsleitung nutzt die Methode des Einzelcoachings um Klarheit über die Konfliktsituation, auch über ihre berufliche Aufgabe und Rolle zu bekommen. Sie erkennt: »*Ich habe den Überblick verloren, das Coaching wird mir helfen wieder den Durchblick zu bekommen.*« Sie bietet ihren Mitarbeitern Supervision an, doch diese wird vom Großteil des Teams abgelehnt, da man befürchtet, dass alles dort Besprochene an die Stationsleitung weiter gegeben wird. Aussage von Mitarbeitern: »*Die, die kommen sollten, kommen ja sowieso nicht.*«. Da die Stimmung im Team weiterhin sehr unkooperativ ist, entschließt sich die Stationsleitung in Absprache mit der Pflegedienstleitung ein verpflichtendes Teamcoaching für alle Mitarbeiter über den Zeitraum von zwei Monaten zu organisieren. Es wird ein externer Coach gewählt.

Stellenwert einer kompetenten Führung

Wer Menschen führt, muss Menschen mögen. (Joachim Bruhn)

Das Beispiel hat gezeigt, wie wichtig kompetente Führung ist. Führungsstile gibt es viele, doch um Menschen führen zu können, ist ein grundlegendes Verständnis für den Menschen selbst unabdingbar. Nur wenn Mitarbeiter, Kollegen, Patienten oder Angehörige sich angenommen, wahrgenommen, respektiert, anerkannt und wertgeschätzt fühlen, kommt es zur Kooperation und gewünschten Zusammenarbeit. Nur dann kann Motivation entstehen und aufgebaut werden. Ein angenehmes, gut funktionierendes Arbeits- und Betriebsklima hängt zum Großteil von der jeweiligen Führungskraft, deren Führungsstil, Führungsverhalten, Führungsverständnis und Führungskompetenzen ab. Vielerorts gibt es Führungskräfte, denen wichtige »Tools« in ihrem »Werkzeugkoffer« fehlen.

Grundwerkzeuge (»Tools«) im »Werkzeugkoffer« einer erfolgreichen Führungskraft wären z. B. Kompetenzen zur:

- gewaltfreien, empathischen Kommunikation und Gesprächsführung, sowohl allgemein, wie mit »schwierigen Persönlichkeiten«,
- Führung von zielorientierten Mitarbeitergesprächen,
- Persönlichkeit, Haltung, Werte, Ethik, Führung, Bedürfnisse,
- Konflikt- und Krisenmanagement,
- Caoching bzw. Instrument und Methode zur gelingenden Mitarbeiterführung oder Moderation,
- interkulturellen Teamarbeit, Kommunikation und Pflege,
- Angehörigenarbeit,
- Unternehmensorganisation oder Projektmanagement,
- Motivationstraining, Ziele im und mit dem Team erreichen,
- Zeit- und Stressmanagement.

Der Grundsatz »*Eine gute Führungskraft ist nur dann eine gute Führungskraft, wenn sie alles alleine lösen kann!*«, verliert zum Glück immer mehr an Bedeutung. Kompetente Führungskräfte wissen wann sie Hilfe von Spezialisten wie Konfliktlotsen, Mediatoren, Coaches, Moderatoren, Supervisoren usw. in Anspruch nehmen sollten und mit welcher Methode sie ihr Team und ihre Mitarbeiter unterstützen können. Sie wissen auch, welche Methode sie für welchen Bereich und welches Thema einsetzen und nützen können.

Dieses Buch soll Ihren ganz persönlichen Werkzeugkoffer füllen, um Sie für den Alltag im Gesundheits- und Krankenpflegebereich mit neuen Kompetenzen, Wissen und Erfahrung auszustatten.

Fazit

- Nutzen Sie die Methode des Teamcoachings für schwierige Situationen. Sehr oft hilft es, wenn ein externer Spezialist Ihr Team bei der Erarbeitung von Lösungsoptionen begleitet.
- Nutzen Sie die Kompetenz des betrieblichen Konfliktlotsen, ersuchen Sie diesen mit Ihrem Team zu arbeiten.
- Nutzen Sie als Führungskraft das Einzelcoaching. Coaching ermöglicht Ihnen neue Sichtweisen zu entdecken und zeigt neue Wege auf.
- Coaching stärkt Sie in Ihren Kompetenzen als Führungskraft.
- Betrifft dieses Thema Sie als Mitarbeiter, dann sprechen Sie dieses Thema bei der Supervision an.
- Nutzen Sie die Möglichkeit Ihres Betriebes, nehmen Sie Einzelsupervision oder Einzelcoaching an.
- Nutzen Sie den betrieblichen Konfliktlotsen als Ansprechpartner, wenn Sie sich in einer Konfliktsituation befinden und diese alleine nicht aufarbeiten oder lösen können.
- Egal ob Sie Führungskraft oder Mitarbeiter sind – tun Sie sich etwas Gutes, nutzen Sie gesundheitsfördernde Angebote im Unternehmen.
- Nutzen Sie als Führungskraft mehrmals im Jahr die Möglichkeit eines externen Teamcoachings für Ihr Team.
- Planen und gestalten Sie Teamtage für und mit Ihrem Team außerhalb Ihrer Institution.
- Bewährt hat sich auch ein Mitarbeiterstammtisch der 1-mal pro Monat stattfindet.
- Mediation ist eine weitere Möglichkeit einen externen Spezialisten hinzuzuholen.

Konflikte

Der Ursprung allen Konfliktes zwischen mir und meinen Mitmenschen ist, dass ich nicht sage, was ich meine, und dass ich nicht tue, was ich sage. (Martin Buber)

Überall dort, wo Menschen zusammentreffen, zusammenarbeiten, zusammenleben, Menschen betreut oder gepflegt werden, wo es hierarchische Ebenen und Strukturen gibt, gehören Konflikte zum beruflichen Alltag.

Sehr oft wird jedoch zu vorschnell von einem Konflikt gesprochen. Nicht jede Meinungsverschiedenheit sollte gleich als Konflikt bezeichnet werden. Ein großer Teil dieser Meinungsverschiedenheiten löst sich »ganz von selbst« noch bevor sie zu einem richtigen Konflikt ausarten können, etwa durch die Entschuldigung einer Partei oder durch das Finden eines Kompromisses.

Konflikt

Ein Konflikt beschreibt den »Zusammenstoß« einer oder mehreren Personen bzw. einer oder mehrerer Gruppen. Ein wichtiges, prägnantes und bezeichnendes Merkmal eines Konflikts ist, dass es zu einer Blockade, zu Unproduktivität und Demotivation, zum Stillstand im Team, in der Einrichtung oder Unternehmen kommen kann.

Ich wünsche mir, Konflikte einfach austragen zu können, sie zu lösen oder über sie zu sprechen und nicht darüber zu schweigen oder mit Dritten zu reden. (Pflegedienstleitung)

Auslöser für Konflikte

Auslöser für Konflikte können unterschiedliche Interessen, Meinungen, Werte usw. sein. Auch nichterfüllbare oder umsetzbare Wünsche, unerfüllte Bedürfnisse, blockierte persönliche oder berufliche Ziele bzw. abhanden gekommene berufliche Perspektiven können den Zusammenstoß bewirken.

In Unternehmen und Institutionen können als mögliche Konfliktursachen gesehen werden:

- starre hierarchische Ebenen,
- unklare Kompetenzbereiche,
- zu hohe oder zu geringe Anforderungen,
- Personalmangel,
- eine kaum oder nicht vorhandene Konflikt- und damit Arbeits- und Unternehmenskultur.

Jeder Konfliktbeteiligte bringt dabei bewusst oder unbewusst unterschiedliche Meinungen, Anschauungen, Ziele, Perspektiven, seine ganz spezielle, individuelle Wahrnehmung und kulturabhängige soziale Prägung in den Konflikt mit ein. Diese Aspekte können eine Bereicherung für das Team, die Zusammenarbeit bzw. die Einrichtung darstellen, wenn Führungskräfte deren Wichtigkeit und Stellenwert beim Entstehen von Konflikten erkennen. Am Anfang eines Konflikts ist die Energie enorm hoch. Diese könnte insbesondere zur aktiven Konfliktarbeit und zum Entwickeln von nachhaltigen Lösungsoptionen genutzt werden.

Die persönliche Sichtweise, Einstellung und Haltung der am Konflikt beteiligten Personen bestimmt den Konfliktverlauf.

> Konflikte können eine Chance für die Weiterentwicklung, die Teamentwicklung oder eine Neu- bzw. Umstrukturierung in Einrichtungen und Organisationen sein. Auch können durch Konflikte Fehler und Schwachstellen im System oder im Betrieb aufgezeigt und sichtbar gemacht werden, wodurch neue Strategien, Sichtweisen und Wege möglich werden.

Die Konfliktspirale

Erst wenn es auf der Gefühls-, Wahrnehmungs- und Erlebensebene der Mitarbeiter zu Unstimmigkeiten kommt, bewirkt dies Reaktionen im Fühlen, Denken, Wahrnehmen, Wollen und Handeln – die Konfliktspirale beginnt sich zu drehen.

In einer Konfliktsituation verschiebt sich die Sachebene auf die Beziehungsebene und umgekehrt.

In der Pflegeeinrichtung »Seniorenresidenz Tausendschön« ent-
wickelte sich ein Streit zwischen Frau Malter und dem weiteren
Pflegeteam. Auslöser des Konflikts war die Urlaubsplanung, im Alltag pflegender Berufsgruppen ein sehr häufig vorkommendes
Konfliktthema. Frau Malter will zwei Wochen im Juli frei bekommen, das weitere Pflegeteam hätte ebenfalls gerne frei und meint,
sie solle sich nur ein paar Tage frei nehmen. Nachdem Frau Malter
sich dem Druck der Kollegen gebeugt hat, wird sie im Juli krank.

Die Sache »Urlaubsplanung« verschiebt sich auf die Beziehungsebene. Der Konflikt löst Unbehagen und Misstrauen bei den Mitarbeitern aus, sie fühlen sich benachteiligt, übergangen und persönlich
angegriffen. Dies beeinflusst ihr Denken, Wahrnehmen, Fühlen
und Wollen. Eine häufig anzutreffende Reaktion von Mitarbeitern
in solchen Situationen ist die Krankheit. Dadurch können ganze
Systeme lahmgelegt, die Team- und Organisationsentwicklung zum
Stillstand oder sogar zum Scheitern gebracht werden. Die Konfliktspirale bedeutet in diesem Fall:

Einzelne Mitarbeiter müssen einspringen, ihren Urlaub verschieben oder absagen, weil Frau Malter krank ist.

Dies bewirkt nun bei weiteren Mitarbeitern Reaktionen im Fühlen,
Denken, Wahrnehmen, Wollen und Handeln. Weitere destruktive
Reaktionen und Handlungen folgen. Die Konfliktspirale dreht sich
unaufhörlich weiter, es kommt zu Unruhe und Spannungen im
Team und das Konfliktpotenzial steigt stetig. Damit einhergehend
erhöhen sich z. B. Mobbingtendenzen im Team und Gefahr
von Burnout bei Mitarbeitern, die wie im Beispiel, ihren geplanten
Urlaub verschieben oder sogar absagen mussten.

Durch Konflikte entsteht Stress

Ein Konflikt kann Stress beim Menschen auslösen, sei es nun bei
Mitarbeitern, Führungskräften, Patienten, Klienten, Bewohnern
oder Angehörigen. Diese Faktoren bewirken Reaktionen in kogni-
tiven, emotionalen, psychischen und körperlichen Bereichen.

Oft feststellbar sind:

- Unruhe, Angst, nervöses oder gereiztes Verhalten,
- mangelnde Konzentrationsfähigkeit, verkürzte Aufmerksamkeitsphasen,
- verlangsamtes Denkvermögen, kreisende Gedanken, »nicht abschalten können«,
- Versagensängste,
- Abnehmen des Selbstvertrauens, der Selbsteinschätzung und damit der Ich-Kompetenz,
- Unzufriedenheit und Hilflosigkeit sowie
- Schlafstörungen, Magenbeschwerden oder Schweißausbrüche.

Auswirkungen eines Konflikts

Der Konflikt wurde unter den Teppich gekehrt, nicht bearbeitet. Mir wurde jedes Mal schlecht wenn ich das Krankenhaus betrat. Nach drei Monaten wechselte ich freiwillig die Abteilung, von da an ging es mir wieder besser. (Pflegefachkraft)

Den ungelösten Konflikt trug ich lange Zeit mit mir. Verspannungen im Rückenbereich beeinflussten mein körperliches Wohlbefinden. (Arzt)

…vor allem Schlafstörungen: ich habe keine Nacht durchgeschlafen, meine Partnerschaft hat teilweise auch darunter gelitten, weil ich oft vor lauter Zorn nicht ansprechbar, lustlos, müde und niedergeschlagen war. (Dipl. Aktivierungs- und Demenztrainerin)

Durch Stress sinken die Einsatz- und Leistungsbereitschaft, die Belastbarkeit, die Frustrationstoleranz, die Motivation und die Bereitschaft der Mitarbeiter sich bei neuen Projekten zu beteiligen bzw. sich aktiv in die Teamarbeit einzubringen. Bei Patienten, Klienten, Bewohnern und Angehörigen nimmt die Kooperationsbereitschaft ab.

Konflikte stören die Kommunikation

Gelangen Konflikte von der Sachebene auf die Beziehungsebene, z. B. in den Bereichen hierarchischer Strukturen, zwischen einzelnen Teammitgliedern unterschiedlicher Kompetenz- und Aufgabenbereiche, sei es stations- oder einrichtungsübergreifend, in der Arbeit mit Patienten, Angehörigen oder Bewohnern, hat das Auswirkungen auf den Kommunikationsfluss innerhalb der Organisationen, was sich zunächst in Form von Kommunikationsstörungen bemerkbar macht. Die Zusammenarbeit innerhalb der Teams, mit Angestellten, Patienten und Vorgesetzten wird negativ beeinflusst. Es kommt zu Verzögerungen, dem Aufbau von Blockaden und, im schlimmsten Fall, zum völligen Stillstand eines gemeinsamen Projektes. Effizientes, produktives Arbeiten in Teams ist nicht mehr möglich, da die Aufmerksamkeit der beteiligten Personen am Konflikt orientiert ist. Betroffene sind mit der Konfliktaufarbeitung, der Suche nach Konfliktlösungsstrategien und v. a. Möglichkeiten zur Konfliktvermeidung beschäftigt und damit von eigentlichen Arbeiten und Themen abgelenkt.

2.1 Konfliktebenen

Die unterschiedlichen Ebenen eines Konfliktes spielen eine große Rolle, wenn es um die Konfliktanalyse, also um ein besseres Verständnis der Konfliktsituation und der Konfliktursachen geht. Sind die Konfliktebenen bewusst, können Lösungsstrategien gesucht, gefunden und entwickelt werden.

1. **Sach- und inhaltliche Ebene:** Hier spielt die Sache bzw. das Thema eine große Rolle. Was ist der Inhalt des Konfliktes? Worum geht es?
2. **Personenbezogene bzw. soziale Ebene:** Hier geht es darum, in welcher Beziehung die beteiligten Personen zueinander stehen oder welcher Art ihre Beziehung ist. Wie gehen beteiligte Personen mit dem Konflikt um? Welche Konfliktmuster und Konfliktstrategien bringen Führungskräfte und Mitarbeiter mit ein?

Welche Motivationen und Emotionen stehen hinter dem Konflikt? Wie gehen Führungskräfte mit dem Konflikt um? Welche Konfliktstrategien können Sie anbieten?

3. **Organisationsbezogene oder strukturelle Ebene:** Hier wirken sich vorhandene oder fehlende Rahmenbedingungen aus. Welche internen oder externen Möglichkeiten der Konfliktbearbeitung gibt es innerhalb der Organisation? Wird eine aktive Konfliktkultur auf der Station bzw. innerhalb der Institution gelebt? Welche Faktoren beeinflussen die Konfliktaufarbeitung bewusst oder unbewusst, z. B. wirtschaftliche und personelle Faktoren, Auftreten nach außen, Meinung der Öffentlichkeit (ist eine Schädigung oder ein Gesichtsverlust zu erwarten?), finanzieller Verlust oder Rückgänge z. B. der Anmeldungen oder Aufträge (sind evtl. Einbußen zu erwarten?).

Wichtig im Umgang mit Konflikten ist, dass es nur dann zu einer tragfähigen Lösung kommen kann, wenn bei der Konfliktaufarbeitung die Beziehungsebene mit einbezogen wird. Viele sachbezogene Konflikte verursachen eine Beziehungsstörung. Empfehlenswert ist es daher, zunächst am Aufbau einer »professionellen Arbeitsbeziehung« zu arbeiten, also z. B. abhanden gekommenes Vertrauen wieder aufzubauen, eine achtsame, respektvolle und wertschätzende Umgangs- und Kommunikationsbasis (wieder)herzustellen – erst dann kann auf der Sachebene weiter gearbeitet werden.

2.2 Konflikte in Gesundheitseinrichtungen

Konflikte in Gesundheitseinrichtungen gehören, wie in anderen Betrieb bzw. Unternehmen, zum beruflichen Alltag. Gerade im Gesundheits- und Krankenpflegebereich trifft man auf ein Umfeld, in dem eine große Vielfalt an Konflikten möglich ist, an denen Personen unterschiedlichster Funktionen beteiligt sein können. So treten z. B. Konflikte auf, zwischen und mit Mitarbeitern und Führungskräften aller Berufsgruppen und Arbeitsbereichen, den Patienten, Klienten, Bewohnern, Angehörigen und Besuchern zudem mit externen Institutionen.

Es gibt zwischenmenschliche Konflikte, kulturelle Konflikte, Konflikte beim Verständnis zwischen Angehörigen und Pflegepersonal, Konflikte zwischen Mitarbeitern und Vorgesetzten, im interdisziplinären Bereich, auch mit der Haustechnik oder Küche – Konflikte sind eigentlich überall. (Diplomkrankenschwester, Stationsleitung)

Besonders hierarchische Konflikte und Konflikte zwischen den einzelnen werden im Arbeitsbereich der Gesundheits- und Krankenpflege als weit verbreitet und belastend erlebt. Gerade Mitarbeiter in der ambulanten Pflege fühlen sich oft mit ihren Problemen alleine gelassen und wünschen sich die Möglichkeit zur Aussprache. Die Führungsebene wird nach wie vor am ehesten als autoritäre Instanz wahrgenommen. Moderne, partnerschaftliche Führungsstile und entsprechende Aus- und Weiterbildungen zum Thema »Kommunikations- und Konfliktkultur« setzen sich erst nach und nach durch. Unklare Aufgabenverteilung, als überhört empfundene Erwartungen seitens der zu Pflegenden und ihrer Angehörigen und eine »schwammige« Gesetzeslage tun ihr Übriges, um Nährboden für Konflikte zu schaffen.

Als Konfliktursachen erlebe ich kulturelle Unterschiede, Überbelastung, wenig Ventilmöglichkeiten, wenig Möglichkeiten, Dinge in einem Rahmen zu äußern, in dem man so verstanden wird, wie man es meint, extrem engstirnige Vorgesetzte, festgefahrene Strukturen, da in diesem Bereich eine unglaubliche Inflexibilität vorherrscht. (Ausbildungsleiterin für Heimhilfen)

2.3 Häufige Konfliktursachen im Gesundheits- und Krankenpflegebereich

Unklare Arbeitsteilungen und mangelnde Kommunikation führen oft dazu, dass sich die verschiedenen Berufsgruppen wie Krankenschwestern/-pfleger, Heimhilfen, Therapeuten und anderes Personal wie etwa Aktivierungstrainer und Seniorenanimateure als »Konkurrenten« im Umfeld der Patienten, Klienten und Bewohner sehen, anstatt als multiprofessionelles Team zu agieren. Dies führt unweigerlich zu Konflikten, in die früher oder später auch die zu pflegenden Personen, sowie ihre Angehörigen involviert werden.

Frau Huber, eine neue Bewohnerin eines Altenheimes, hat um 10:00 einen Termin mit Frau Muchitsch, ihrer Ergotherapeutin, vereinbart. Fr. Huber, da an Demenz erkrankt (was Frau Muchitsch nicht weiß, da es weder Fallbesprechungen noch interdisziplinäre Zusammenarbeit gibt) hat diesen Termin weder ihrer Bezugsschwester noch ihrer Aktivierungstrainerin mitgeteilt.

An diesem Tag ist Motogeragogik, psychomotorische Aktivierung in einer Bewegungsrunde, angesagt. Frau Huber geht in Begleitung ihrer Bezugsschwester zur Aktivierungseinheit. Als Frau Muchitsch auf die Station kommt, um Frau Huber abzuholen und mit ihr in den Therapieraum zu gehen, ist diese nicht vor Ort und niemand aus dem Team kann Auskunft darüber geben, wo Frau Huber sein könnte.

Frau Muchitsch begibt sich auf die Suche nach Frau Huber und hat diese nach 10 min immer noch nicht gefunden. Ihre Frustration steigt. Wütend und zornig erreicht sie nach 15 min den Aktivierungsraum und findet Frau Huber dort lachend vor.

Wutentbrannt »faucht« Frau Muchitsch die mit einer Gruppenaktivität beschäftigte Aktivierungstrainerin, Frau Böhm, vor den zwölf anwesenden Teilnehmern an: »*Das ist eine Frechheit, dass Sie mir meine Klientin wegnehmen.*« Frau Muchitsch geht zu Frau Huber, zieht diese aus dem Sessel hoch und geht mit ihr aus dem

▼

Zimmer, obwohl Frau Huber gerne geblieben wäre. Frau Böhm ist erzürnt über die Störung ihrer Aktivität und den persönlichen Angriff. Sie ruft verärgert hinterher: »*Sie glauben wohl, Sie sind etwas besseres!*« Die Tür wird mit einem lauten Knall zugeworfen. Die Störung und das Konfliktgeschehen haben die teilnehmenden Bewohner so sehr aus dem Gleichgewicht gebracht, dass die Motogeragogikeinheit abgebrochen werden muss.

Der Umgang mit Fehlern und Beschwerden stellt vielerorts eines der größten Konfliktpotenziale dar. Viele Mitarbeiter im Pflegebereich haben das Gefühl, dass Beschwerden von Angehörigen, Patienten, Bewohnern und Klienten von ihrer jeweiligen Führungsebene nach dem Motto »wer zahlt hat Recht« abgehandelt werden. Dies führt bei den Mitarbeitern zu einer Abwehrabhaltung, die verhindert, dass Beschwerden hinsichtlich ihres Gehaltes erwogen werden und führt dazu, sie generell von vornherein als ungerechtfertigt zu empfinden.

✔ **Praxistipp**

Ein ausgereiftes Fehler- und Beschwerdemanagement und ein Umfeld, in dem diese heiklen Themen sachlich und angstfrei diskutiert werden können, tragen zu einem konfliktfreieren Arbeitsumfeld und einem konstruktiven Umgang mit Beschwerden bei.

Dienstplan

Eine von Berufsgruppen im Gesundheits- und Krankenpflegebereich besonders häufig genannte Konfliktursache ist der Dienstplan bzw. die Urlaubsplanung. Mitarbeiter mit Kindern möchten verständlicherweise besonders häufig an Wochenenden und Feiertagen frei haben, von jüngeren kinderlosen Mitarbeitern wird erwartet, in diesen Zeiten einzuspringen – doch diese wollen ebenso Freizeit am Wochenende und zu Ferienzeiten und fühlen sich daher oft ungerecht behandelt. Auch sog. Pflegeurlaube und »Krankheitsurlaube«, insbesondere, wenn sie sich bei einzelnen Mitarbeitern zu häufen beginnen, können zu »Reibereien« und infolgedessen zu

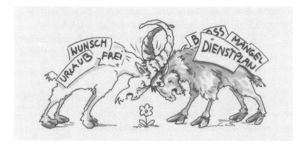

◨ Abb. 2.1 Konflikte

Konflikten und Mobbing im Team führen. Eine besondere Herausforderung scheint die Dienstplanerstellung in interkulturellen
Teams und bei einem hohen Anteil von Mitarbeitern, die aus einer
anderen Region stammen, zu sein. Hier wollen viele an Wochenenden nach Hause fahren und daher bereits am Freitag zu Mittag
abreisen und möglichst erst am Montag wieder die Rückreise antre-
ten. Im Sommer wünschen sich diese Mitarbeiter oft mehrere
Wochen Urlaub hintereinander, was für die restlichen Teamkolle-
gen nur schwer zu akzeptieren ist, da sie in dieser Zeit den Dienst
abdecken müssen und selbst nur kurz Urlaub nehmen können. Dieser Konfliktpunkt kostet mehrmals im Jahr viel Energie und Aufmerksamkeit. Hilfreich ist in solchen Fällen die gemeinsame Ausarbeitung eines allgemeinen »Regelwerkes« (z. B. maximal einmal
im Monat Dienste tauschen), das alle Standpunkte und Situationen
berücksichtigt (◨ Abb. 2.1).

2.4 Signale für das Vorhandensein von Konflikten

Die folgende Aufzählung bezieht sich auf Signale für vorhandene
Konflikte bei Mitarbeitern. Ähnliche Reaktionen können aber in
Konfliktsituationen auch bei Angehörigen, Klienten, Bewohnern
oder Patienten beobachtet werden.

Demotivation Von Mitarbeitern, von kleineren bis größeren Gruppen bis hin zum gesamten Team ist Demotivation spürbar, die Arbeitsleistung sinkt auf ein Minimum, es kommt zu ständigem Delegieren von Aufträgen oder Anweisungen, destruktives Verhalten im Arbeitsalltag steigt und die Kooperationsfähigkeit sinkt.

Gereiztes Verhalten Überzogene verbale und körperliche Reaktionen oder Angriffe, Informationen werden zurückgehalten, dadurch steigende Fehlerhäufigkeit bei den Konfliktparteien.

Blockade, Widerstand Prinzipielle Ablehnung von Vorschlägen, Aufforderungen, sogar Anweisungen, blockierende oder demotivierende verbale Rückmeldungen, geringe Aufnahmefähigkeit, Verschlossenheit, Vorwürfe, Zurechtweisungen und Anschuldigungen.

Körperhaltung Ablehnende, angespannte, unsichere oder drohende Körperhaltung, veränderte, sichtlich angespannte Mimik und Gestik, drohender, rechthaberischer Blick.

Weitere Signale Teammitglieder kommen nicht zu den vereinbarten Teambesprechungen, häufige Krankheiten, Gerüchte verbreiten sich, Unruhe herrscht im Team, Kommunikation kommt zum Stillstand oder nur bestimmte Mitarbeiter kommunizieren miteinander, Mitarbeiter begegnen sich oder der Führungskraft überzogen freundlich, reagieren weinerlich usw.

Häufig werden Konflikte nicht angesprochen, auch wenn offensichtlich Anzeichen für einen Konflikt vorhanden sind.

…wobei Konflikte nicht so gern angesprochen werden. Man geht lieber davon aus, dass alles in Ordnung ist, so wie es ist. Konflikte sind ein ähnliches Tabuthema wie Sexualität im Alter. (Heimhilfe in Ausbildung)

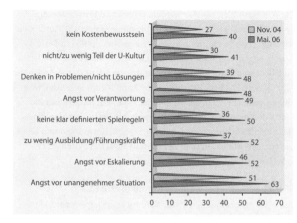

Abb. 2.2 Konfrontationsangst: Warum werden innerbetriebliche Konflikte nicht angesprochen?

Konfliktangst in Unternehmen

Eine Studie der Wirtschaftskammer Österreich ist folgender Frage nachgegangen: »*Wo liegen aus Ihrer Sicht die hauptsächlichen Ursachen, dass man sich in Unternehmen scheut, Konflikte aktiv anzusprechen?*« Die Antworten sind aus ◻ Abb. 2.2 ersichtlich.

2.5 Eskalationsstufen eines Konflikts

Die Eskalationsstufen bilden gewissermaßen eine Skala die anzeigt, wie weit der Konflikt fortgeschritten ist bzw. wo er in seinem Verlauf gerade steht. Wenn es darum geht, zu entscheiden, welche Methode zu Konfliktbearbeitung gewählt werden soll, spielen die Eskalationsstufen eine wichtige Rolle. Fehlende Kompetenzen im Bereich Konfliktmanagement seitens der Führungskräfte bewirken, dass – wo es bereits Ansätze in Form von Angeboten zur Konfliktbearbeitung gibt – oft für den jeweiligen Eskalationsgrad ungeeignete Methoden gewählt werden. Damit sind Frustration und Demotivation bei den Beteiligten vorprogrammiert, die Konfliktbearbeitung wird als unproduktiv oder sogar manipulierend erlebt. Dieses negative Erleben verringert die Bereitschaft der Betroffenen sich bei einem weiteren Konflikt auf interne oder externe Angebote einzulassen. Die Konfliktbearbeitung kommt zum Stillstand, Konflikte werden in der Folge oft über Jahre hinweg mitgenommen. Dabei sollte einem v. a. als Führungskraft bewusst sein, dass ungelöste Konflikte immer wieder zu Tage treten, Ressourcen und Energie von den Mitarbeitern abziehen und damit das System kurz- oder langfristig negativ beeinflussen.

»Falsche« Methodenwahl zur Konfliktbearbeitung

Auf einer neurologischen Station kommt es immer wieder zu Konflikten im Team. Obwohl die Anweisung von Frau Gruber (Stationsleitung) gilt, dass nach Abgabe des Dienstplans ein Tausch nur im Ausnahmefall und mit ihrer Zustimmung möglich ist, tauscht eine kleine Gruppe von Mitarbeitern immer wieder den Dienst, was zu Verärgerung und Unmut bei den übrigen Kollegen führt, da sich diese an die Anweisung der Stationsleitung halten. Es bilden sich zwei Gruppen. Die geplante Weihnachtsfeier wird abgesagt, da eine gemeinsame Feier von einem Teil der Mitarbeiter abgelehnt wird. Beide Gruppen feiern getrennt, die Stationsleitung nimmt an keiner Feier teil. Der Alltag des Teams ist von Anfeindungen und Beschimpfungen durchzogen. Es mangelt an Kooperation, erste Drohungen werden ausgesprochen. Der Konflikt ist damit bereist eskaliert.

Frau Gruber entschließt sich dazu dem Team Supervision zu ermöglichen. Sie tut dies in der Hoffnung, dass sich danach alle Mitarbeiter an ihre Anweisung bezüglich des Dienstplans halten, dass das Team nach »ein paar Supervisionseinheiten« wieder zusammenarbeitet, sich die Kommunikation im Team verbessert und der Konflikt bereinigt ist.

Doch der gewünschte Erfolg bleibt aus. Mitarbeiter, die an der Supervision teilgenommen haben, sagen: »*Die, die es betrifft sind*

▼

nicht gekommen.« oder »*Ich nehme an keiner Supervision mehr teil.*
Sie war unnötig.« Auch die Stationsleitung ist enttäuscht, da die
Situation nach zehn Supervisionseinheiten unverändert ist. Sie
meint, dass der Supervisor inkompetent sei.

Pflegende Berufsgruppen berichten, wie im Beispiel, immer wieder,
dass sie Supervisionen als sehr negativ erlebt haben, ihre Führungskräfte als konfliktscheu und unsicher empfinden, wenn es darum
geht, Konflikte anzusprechen und aufzuzeigen. Man wird quasi als
Patentlösung zur Supervision »geschickt«, auch wenn der Konflikt
schon weite Kreise gezogen hat, die »Gerüchteküche brodelt« und
sich Gruppen gebildet haben, welche sich als »gegnerische Lager«
verhalten (ab Eskalationsstufe 4, ☐ Tab. 2.1). Die Möglichkeiten der
Supervision sind allerdings in solchen Fällen, wie auch in dem Beispiel, bereits erschöpft.

Zielführende Methoden in dem Beispiel wären gewesen:
- Einzelcoaching der Stationsleitung über einen längeren Zeit-
  raum.
- Mitarbeitergespräche zwischen der Stationsleitung, Pflege-
  dienstleitung und den ständig »tauschenden« Mitarbeitern.
- Teamcoaching mit dem gesamten Team über einen längeren
  Zeitraum.

Regelmäßige Supervision kann als präventive Maßnahme gesehen
werden, wenn es darum geht, Konflikte und Konfliktpotenziale
rechtzeitig aufzuzeigen und anzusprechen. Ist ein Konflikt aber bereits weiter fortgeschritten, oft weil er davor von Führungskräften
gar nicht als solcher erkannt wurde, sind die Grenzen der Supervision erreicht. Hier gilt es zu wissen, welche Methoden bei welcher
Eskalationsstufe zielführend und effizient eingesetzt werden
können.

Führungskräfte, welche sich Kompetenz und Wissen zu diesem
Thema aneignen, wird es leichter fallen, Konflikte zu erkennen und
einzuschätzen, sie können daher rascher und erfolgreicher die geeignete Methode zur Bearbeitung finden. Wird die Konfliktbearbei-

tung vom Team als positiv erlebt, wirkt dies für die einzelnen Mitarbeiter als Motivation, sich aktiv am Aufbau einer innerbetrieblichen Konfliktkultur zu beteiligen.

Bei Konflikten könnte man zum Beispiel jederzeit ein Mitarbeitergespräch fordern, wenn es einem nicht gut geht. Die Hilfestellung ist zwar da, aber es gibt keine fähigen Leute, um Hilfe zu geben. (Altenfachbetreuerin)

◼ Tab. 2.1 zeigt die einzelnen Eskalationsstufen und gibt Beispiele für mögliche geeignete Methoden zur Konfliktbearbeitung. Die Merkmale der einzelnen Eskalationsstufen werden auf den nächsten Seiten näher beschrieben.

Merkmale und Auswirkungen der einzelnen Eskalationsstufen

1. Verhärtung

Standpunkte und unterschiedliche Meinungen stoßen aufeinander und verhärten sich zunehmend, Spannungen werden wahrgenommen. In dieser Phase sind beteiligte Parteien noch davon überzeugt, Lösungsmöglichkeiten mittels Kommunikation finden zu können. Sie glauben daran, gemeinsam in einem Boot zu sitzen.

Auswirkungen auf die Station/die Organisation/den Betrieb Es kommt zu langem, immer wiederkehrenden Meinungsaustausch der Beteiligten, für den viel Zeit aufgewendet wird. Spannungen werden spürbar und wirken sich bereits leicht auf das Arbeitsklima aus.

2. Debatte

Veränderungen im Fühlen, Denken, Wahrnehmen, Wollen und Handeln beginnen sich bemerkbar zu machen. Es kommt zu langwierigen Debatten, Gespräche drehen sich zusehends im Kreis.

◻ **Tab. 2.1** Eskalationsstufen und geeignete Konfliktbearbeitungsmethoden

Eskalationsstufe	Geeignete Methoden zur Konfliktbearbeitung
1. Verhärtung	— Eigene Kraft — Berufliches oder soziales Netzwerk — Supervision — Innerbetrieblicher Konfliktlotse
2. Debatte	— Eigene Kraft — Berufliches oder soziales Netzwerk — Supervision — Innerbetrieblicher Konfliktlotse — Konfliktmoderation — Coaching
3. Taten statt Worte	— Innerbetrieblicher Konfliktlotse — Konfliktmoderation — Coaching als Begleitmaßnahme — Mediation
4. Images- und Koalitionen	— Innerbetrieblicher Konfliktlotse — Konfliktmoderation — Coaching als Begleitmaßnahme — Mediation
5. Gesichtsverlust	— Innerbetrieblicher Konfliktlotse — Konfliktmoderation — Coaching als Begleitmaßnahme — Mediation
6. Drohstrategie	— Innerbetrieblicher Konfliktlotse — Coaching als Begleitmaßnahme
7. Begrenzte Vernichtungsschläge	— Innerbetrieblicher Konfliktlotse — Coaching als Begleitmaßnahme
8. Zersplitterung	— Innerbetrieblicher Konfliktlotse — Machteingriff durch die Führungsebene (z. B. Direktion des Krankenhauses, Stations-, Heim- oder Pflegedienstleitung)
9. Gemeinsam in den Abgrund	— Machteingriff durch die Führungsebene (z. B. Direktion des Krankenhauses, Stations-, Heim- oder Pflegedienstleitung) — Juristische oder gerichtliche Möglichkeiten

Taktische Verhaltensweisen werden erkennbar. Das gemeinsame Boot beginnt zu schaukeln.

Auswirkungen auf die Station / die Organisation / den Betrieb
Beteiligte sind mit sich und ihrem Problem beschäftigt und wenden viel Zeit und Energie dafür auf. Gedanken beginnen zu kreisen und lenken von den täglichen Aufgaben ab, die Arbeitsleistung verringert sich. Der beginnende Konflikt wird vom Umfeld bemerkt.

3. Taten statt Worte

Es kommt zu Fehlinterpretationen, das empathische Verhalten verschwindet im Umgang der Konfliktparteien miteinander, Unnachgiebigkeit macht sich breit. Das Gefühl »miteinander reden bringt nichts mehr« herrscht vor. Die Kommunikation wird geringer, dafür folgen nun Taten. Das gemeinsame Boot wird verlassen, jede Partei steuert nun ihr eigenes Boot.

Auswirkungen auf die Station / die Organisation / den Betrieb Das Miteinander geht verloren, es kommt zu einer »Kampfhaltung«. Beteiligte Mitarbeiter wenden nun bereits einen Großteil ihrer Aufmerksamkeit und Energie dem Konflikt zu. Berufliche Aufgaben werden vernachlässigt oder zur Seite geschoben.

4. Images und Koalitionen

Gerüchte kommen zustande, es kommt zu einem »Freund-oder-Feind«-Empfinden, das Klischeedenken nimmt zu. Lager werden gebildet, man versucht sich weitere Personen ins Boot zu holen. Ein gemeinsames Boot existiert nicht mehr.

Auswirkungen auf die Station / die Organisation / den Betrieb
Beteiligte Mitarbeiter sind damit beschäftigt, Kollegen, Patienten, Klienten, Bewohner und Angehörige als Verstärkung zu gewinnen. Einsatzbereitschaft und Arbeitsleistung lassen enorm nach. Die volle Aufmerksamkeit gilt dem Konflikt, eine Konzentration auf

den Arbeitsalltag bzw. die täglichen Aufgaben ist kaum mehr gegeben. Das nähere Umfeld ist nun über den Konflikt informiert.

5. Gesichtsverlust

Die Konfliktparteien stellen sich gegenseitig bloß, es ereignen sich direkte Angriffe vor anderen Mitarbeiten, vor Angehörigen, Patienten oder Bewohnern etc.

Auswirkungen auf die Station /die Organisation /den Betrieb Der Konflikt wird von allen bewusst wahrgenommen, erlebt und beobachtet. Arbeitsaufträge werden liegengelassen, es wird nur noch das Notwendigste getan. Auch jene Mitarbeiter, welche in keinem Boot Platz genommen haben, sind mit Ihrer Aufmerksamkeit beim Konflikt und damit von Arbeitsprozessen abgelenkt. Der Konflikt wirkt sich innerhalb der Organisation aus.

6. Drohstrategien

Auf Drohungen folgen Gegendrohungen, Konfliktparteien stellen sich gegenseitig ein Ultimatum, die Gewaltbereitschaft nimmt mit jeder Drohung rasant zu, Grenzen werden überschritten. Im eigenen Boot mit den Gleichgesinnten wird nur noch auf den eigenen Vorteil geachtet, es wird versucht, die Situation im »richtigen« Licht darzustellen.

Auswirkungen auf die Station /die Organisation /den Betrieb
Neben Aufmerksamkeit und Energie, die der Konflikt nach sich zieht, spielt nun auch der Zeitfaktor eine große Rolle. Arbeitsaufträge und Patienten, Bewohner bzw. Klienten kommen zu kurz, die Fehlerhäufigkeit steigt drastisch. Die Auswirkungen ziehen nun größere Kreise, je nachdem, wer am Konflikt beteiligt ist, wird der Konflikt nach außen getragen. Informationen gelangen an die Angehörigen und schließlich an die Öffentlichkeit. Folgeschäden für die Organisation oder Institution sind zu erwarten.

7. Begrenzte Vernichtungsschläge

Die Konfliktparteien sehen sich als »Sache«, der einzelne Mensch
wird nicht mehr gesehen. Eine Werteumkehr erfolgt, der eigene
Schaden wird zunehmend in Kauf genommen, solange es gelingt,
die Gegenpartei zu schädigen. Die Boote rüsten sich für den
Kampf, alle Möglichkeiten werden durchdacht.

Auswirkungen auf die Station / die Organisation / den Betrieb Einzelne Personen werden nicht mehr als Menschen wahrgenommen,
sondern als Sache und dementsprechend behandelt. Ganze Teams
sind mit der Planung und Ausführung von Vernichtungsschlägen
beschäftigt, die Arbeitsleistung ist auf Minimum reduziert, die Motivation für neue Projekte und Aufgaben gleich Null. Kooperation
und Zusammenarbeit sind längst vorbei. Die Kapazitäten einer
Organisation sind enorm eingeschränkt.

8. Zersplitterung

In dieser Phase haben Konfliktparteien nur noch das Ziel, die an-
dere Partei zu »vernichten«, vorhandene Koalitionen zersplittern.
Nun wird das andere Boot mit allen zur Verfügung stehenden
Mitteln bekämpft.

Auswirkungen auf die Station / die Organisation / den Betrieb Ob
der Betrieb, die Organisation oder die Station Schaden nimmt, ist
für die Konfliktparteien nicht mehr relevant. Der »Kampf« fordert
alle vorhandenen Energien und Ressourcen ein. Gefahr droht,
da das minimale Konzentrations- und Anforderungsprofil im beruflichen Alltag unterschritten wird.

9. Gemeinsam in den Abgrund

Es gibt keinen Weg zurück, die totale Vernichtung des Konflikt-
partners steht im Vordergrund, die eigene Vernichtung wird dabei
in Kauf genommen. Beide Boote prallen aneinander, beide Boote
gehen unter. Sehr oft mit der gesamtem Mannschaft, dem Betrieb
und der Organisation.

Auswirkungen auf die Station/die Organisation/den Betrieb
Ungelöste, eskalierte Konflikte können ganze Systeme lahmlegen, Projekte zum Scheitern bringen und den Untergang eines Betrieb oder einer Organisation auslösen. Der Schaden für das Unternehmen bzw. die einzelne Institution kann enorm hoch und im schlimmsten Fall irreparabel sein. Es kommt etwa zu Rufschädigungen, einem Verlust des Ansehens und schweren finanziellen Verlusten und Einbußen.

✅ **Praxistipp**

Wenn Sie einen Konflikt wahrnehmen, versuchen Sie diesen anhand der Konfliktskala einzuschätzen. Mitarbeiter und Kollegen regeln viele Konflikte gerade auf der ersten und zweiten Stufe meist alleine, sie haben die nötige Kompetenz dazu. Bleibt der Konflikt ein Thema, sollten Sie diesen ansprechen und mit den Konfliktparteien Lösungsoptionen erarbeiten.

Fazit
Gerade im innerbetrieblichen Bereich sollte eine regelmäßige Konfliktanalyse zum Qualitätsstandard gehören. Die Chance der Konfliktprävention bzw. des rechtzeitigen Erkennens bereits vorhandener Konflikte stellt eine enorme Kosten- und Zeitersparnis für den Betrieb bzw. die Institution dar und wirkt sich (langfristig gesehen) durch den Aufbau einer Konfliktkultur am Arbeitsplatz, positiv auf Zusammenarbeit und Betriebsklima aus.

Konflikte können in der Eskalationsskala rasch nach oben wandern. Aus diesem Grunde beobachten Sie Konfliktsituationen sehr genau und entscheiden dann, ob die Hilfe eines internen oder externen Spezialisten von Vorteil ist.

Hilfe und Unterstützung eines internen oder externen Spezialisten anzunehmen zeigt Stärke und Persönlichkeit, zeigt auch den Willen an einer Lösungsoption zu arbeiten.

2.6 Veränderungen im inneren und äußeren Vorhalten

Die Wirkung von Konflikten unterschiedlichster Art auf Menschen kann höchst vielfältig sein. Konflikte beeinflussen das Denken und Handeln, die Wahrnehmungsfähigkeit und das Vorstellungsvermögen, und bewirken so, dass vieles verzehrt und verschwommen wahrgenommen wird. Gerade in Konfliktsituationen wird unser Gefühlsleben stark beeinflusst und Emotionen wachgerufen, die sonst im Verborgenen schlummern. Eine Veränderung im Willensleben kann die Folge sein, was sich z. B. in einer Fixierung von Interessen, Wünschen, Bedürfnissen äußert, die letztlich zu einer vollständigen Erstarrung des Handlungsspielraumes führt. All diese Faktoren haben einen großen Einfluss auf das äußere Verhalten. Menschen in Konfliktsituationen agieren aggressiv und zerstörerisch, Worten folgen nicht selten Taten mit oft unüberschaubaren Folgen. Mit dem Anstieg der Eskalationsstufe werden die Handlungen zunehmend härter und rücksichtsloser, das Aggressionspotenzial nimmt rasant zu.

In Konfliktsituationen kommt es zu einer Einengung persönlicher Zeit- und Raumperspektiven, komplexes Aufnehmen von Zusammenhängen, Situationen und Ereignissen ist nur sehr eingeschränkt möglich. Werden auftretende Verzerrungen rechtzeitig erkannt und angesprochen, kann eine Korrektur erfolgen. Geschieht dies nicht, kann es passieren, dass solche Verzerrungen fixiert werden und Denken und Vorstellungen kaum mehr veränderbar sind.

Erhöhte Empfindlichkeit und verstärktes Misstrauen sind meist erste Anzeichen für die Beeinträchtigung des Gefühlslebens der an einem Konflikt beteiligten Parteien. Eine weitere enorme Herausforderung für die Betroffenen stellen die auftretenden ambivalenten Gefühle dar, welche zur Belastungs- und Zerreißprobe führen. Ist eine solche Beeinträchtigung des Gefühlslebens gegeben, verliert der Mensch die Fähigkeit, Empathie zu entwickeln. Der auslösende Konflikt kann nicht mehr aufgearbeitet werden, da die Gefühle des anderen nicht mehr erkannt werden können. Ein Dialog mit den anderen Konfliktparteien ist nicht mehr herstellbar. Die Gefühlswelt wird durch eine überzogene Selbstwahrnehmung überlagert. Betroffene ziehen sich zurück, isolieren sich mehr und mehr, was schließlich zu einem vollständigen Rückzug von Familie, sozialen Systemen und beruflichen Bereichen führen kann.

Im Bereich des Willenslebens bewirkt der Entschluss zum Beharren und Durchsetzen, Erstarrung und Fixierung, was zur Folge hat, dass kaum Alternativen gesehen werden, der Handlungsspielraum geringer wird und so Starrheit und Fixierung noch mehr zunehmen. Kommt es im Verlauf eines Konfliktes dann zu einem Schlagabtausch, z. B. durch Anschuldigungen oder Vorwürfe, besteht die Gefahr, dass tieferliegende Gefühle angesprochen werden, wodurch ein Maß an Gewalt in Konflikthandlungen entstehen kann, das den Beteiligten bis dahin unbekannt war.

Diese Veränderungen des inneren Verhaltens werden auch im äußeren Verhalten (verbal und nonverbal) sichtbar. Es kommt zu stereotypen Reaktionen und Handlungen, Verhaltensmuster werden fixiert. Die Akteure sind sich dabei den Reaktionen und Folgehandlungen der gegnerischen Partei bewusst.

2.7 **Konflikte und Bedürfnisorientiertheit**

Ein funktionierendes soziales Umfeld in privaten und innerbetrieblichen beruflichen Bereichen ist für die Entwicklung und Bedürfniserfüllung und damit für Konfliktprävention, das Verständnis von Konfliktursachen und Konfliktmustern etc. eine wichtige Voraussetzung. Der Bedeutung von unerfüllten Bedürfnissen im Zusammenhang mit Konflikten jeglicher Art sollte vermehrt Aufmerksamkeit geschenkt werden. Denn nur wenn die untersten Stufen der Bedürfnishierarchie erfüllt sind, sind Mitarbeiter auch daran interessiert, ihren Beitrag zur Konfliktbewältigung am Arbeitsplatz beizutragen. Bangen Mitarbeiter um ihren Arbeitsplatz und damit um ihre Existenz, sind sie kaum zu einer Kooperation bereit. Das Erfüllen der grundlegendsten Bedürfnisse wie Sicherheit,

Stabilität, Nahrung usw. steht im Vordergrund. Ein Ansprechen und Bearbeiten von Konflikten wird in dieser Stufe vermieden, da dies die Sättigung dieser Bedürfnisse verhindern könnte. Sind aber die wesentlichen, grundlegenden Bedürfnisse erfüllt, sind Mitarbeiter zumeist bereit, sich aktiv an Konfliktaufarbeitungsprozessen zu beteiligen.

Ein Bedürfnis entsteht dann, wenn ein Mangel in der Bedürfniserfüllung des Menschen auftritt. Es kommt zu Spannungen und dem Streben nach Sättigung dieses Bedürfnisses. Ist es erfüllt, verliert es wieder an Bedeutung und der Mensch ist bereit, sich weiterzuentwickeln bzw. strebt nun nach der Erfüllung weiterer Bedürfnisse in seinem Leben.

Grundlegend kann man die Bedürfnisse des Menschen in drei Bereiche einteilen:

1. **Physische Bedürfnisse**, auch elementare Bedürfnisse oder Grundbedürfnisse des Menschen, sind die Basis jeglicher Entwicklung. Dazu gehören etwa die Bedürfnisse nach Schlaf, Nahrung, Sicherheit, Stabilität, Schmerzfreiheit, Ruhe und sexueller Erfüllung. Gerade bei pflegebedürftigen Menschen kann ein erhöhtes Bedürfnis nach Versorgung und Zuwendung verbaler, emotionaler und taktiler (Hautkontakt) Art beobachtet werden. Menschen streben nach Erfüllung dieser grundlegenden Bedürfnisse. Sind sie nicht gesättigt, wird er mit all seiner Energie danach streben, dies zu ändern. So kann beobachtet werden, dass Mitarbeiter mit finanziellen Problemen oder in schwierigen, existenzbedrohenden Situationen kaum zur Konfliktarbeit bereit sind. Dies gilt auch für Mitarbeiter aus anderen Nationen, welche oft mit ihrem Gehalt noch die Familie in der Heimat mitversorgen müssen. Bei ihnen dominiert die Angst vor Konsequenzen, etwa der Verlust der Arbeitsstelle, was wiederum die Erfüllung elementarer Bedürfnisse unmöglich machen würde.

2. **Soziale Bedürfnisse** stehen in engem Zusammenhang mit der Art und Form des Zusammenlebens einer Gesellschaft oder Gemeinschaft. Ein solches Bedürfnis ist z. B. das Streben nach der

Zugehörigkeit zu einer Gruppe. Ein Mangel im Bereich sozialer Bedürfnisse drückt sich etwa durch das Streben nach Liebe und Zuneigung aus. Zuneigung spielt auch in der Mitarbeiterführung eine große Rolle. Bringt eine Führungskraft einem Mitarbeiter oder einer Mitarbeiterin Abneigung entgegen, kommt es bei diesem zu einem Mangel an Zuneigung und er wird mit allen Mitteln versuchen, diesen Mangel zu sättigen. Gelingt dies nicht, wird mit Frustration, Demotivation und Blockaden reagiert. Über kurz oder lang wird sich diese Person verändern, d. h. im Normalfall, sie wird sich einen anderen Arbeitsplatz oder ein anderes Aufgabengebiet suchen, wo ihr Bedürfnis nach Zuneigung erfüllt wird.

3. **Psychische Bedürfnisse** sind von großer Bedeutung, wenn es um die Weiterentwicklung und Verwirklichung des Menschen geht. Ihre Erfüllung hebt den Selbstwert und stärkt Selbstvertrauen und Selbstbewusstsein des Menschen. Dazu gehören das Streben nach Geborgenheit, Würde, Wertschätzung, Respekt, Anerkennung, positiver Bestätigung und Lob. Gerade Letztere sind auch wichtige Instrumente in der Mitarbeiterführung. Führungskräfte, welche sich dessen bewusst sind, können mittels Lob, Wertschätzung und Respekt ihr Team gezielt motivieren und bestärken.

Bedürfnisse von Patienten

❯ Im Arbeitsbereich mit Patienten, Bewohnen und Klienten ist die Erfüllung psychischer Bedürfnisse besonders wichtig, wenn es darum geht, z. B. nach einem Unfall das Selbstvertrauen, die Selbsteinschätzung und die Selbstbestimmung eines Menschen wieder aufzubauen.

Werden die genannten Bedürfnisse erfüllt, wird der Mensch schneller wieder Eigenmotivation entwickeln, umso mehr Interesse an der eigenen Genesung oder Heilung zeigen und in hohem Maße bereit sein, mit dem Pflegepersonal zu kooperieren, um diese Ziele zu erreichen.

Lebt der Mensch in einem Alten- oder Pflegeheim, ist er in einem Geriatriezentrum, einer betreuten Wohngemeinschaft oder auf einer Demenzstation untergebracht, hat die Erfüllung dieser Bedürfnisse einen noch größeren Stellenwert als beim gesunden oder wieder gesund werdenden Menschen. Die Sehnsucht nach Respekt, Würde und Wertschätzung ist gerade im Gesundheits- und Krankenpflegebereich ein wichtiger Faktor, wenn es darum geht, eine Beziehung und Vertrauen zu einer Person aufzubauen. Ein Mangel in diesem Bedürfnisbereich bewirkt beim Menschen Rückzug, Blockaden, Unsicherheit und löst Ängste aus. Wird dieser Mangel nicht gesättigt, kann es sein, dass sich der Mensch aufgibt, keinen Sinn mehr in seinem Leben sieht und sogar den Wunsch zu sterben äußert.

Bewusste Bedürfniserfüllung kann also nicht nur als Grundstein für eine aktive Konfliktkultur, sondern auch als Prävention gegen Depression und Rückzug gesehen werden.

2.8 Förderliche Grundhaltung für eine aktive Konfliktarbeit

Gerade wenn es darum geht, Konflikte anzusprechen und aufzuarbeiten oder Lösungsoptionen zu finden, ist es notwendig, dass eine positive Grundhaltung diesen Prozess begleitet.

Ein gut funktionierendes, offenes, von Achtung und Respekt geprägtes Gesprächsklima sollte Grundlage des Miteinanders im Gesundheits- und Krankenpflegebereich sein. Wünschenswert wäre, wenn Mitarbeiter und Führungskräfte diese positive Grundhaltung als Basisvoraussetzung für ihren Beruf, ihr Aufgabengebiet bzw. die Arbeit mit Menschen mitbringen, da die persönliche Haltung sich auf jegliche Art der professionellen Arbeitsbeziehung im Umfeld pflegender Berufsgruppen auswirkt und diese daher im positiven oder im negativen Sinne beeinflussen kann.

Weitere Faktoren, die zum Entstehen einer positiven Grundeinstellung beitragen, sind Authentizität, Wertschätzung, Empathie und Haltung.

Authentizität

Authentizität

Dies beschreibt das »echte« bzw. »ehrliche« Auftreten, Kommunizieren, Agieren und Handeln eines Menschen.

Hilfreich sind die Fragestellungen: »*Stimmt mein Sagen mit meinem Tun und meinen Handlungen überein? Oder denke ich in Wirklichkeit anders, als ich es formuliere?*« Unter Authentizität kann damit »Stimmigkeit« im Denken, Sagen, Tun und Handeln einer Person verstanden werden. Muss z. B. eine Führungskraft Weisungen und Anordnungen weitergeben oder Projekte leiten, mit denen sie sich nicht identifizieren kann, die sie evtl. sogar ablehnt, agiert sie unstimmig. Die Mitarbeiter spüren dies und reagieren darauf mit Abweisung, Zurückhaltung und Blockaden. Auch Patienten, Klienten, Bewohner und Angehörige reagieren sehr sensibel auf echtes »authentisches« oder unechtes, »unauthentisches« Auftreten der pflegenden und betreuenden Berufsgruppen. Gerade bei Demenzpatienten kann daraus resultieren, dass diese unruhig werden, schreien, schlagen, sich emotional zurückziehen und das pflegende Personal ablehnen, da sie die Unstimmigkeit einer Person meist sehr rasch wahrnehmen.

Dies gilt v. a. in der Kommunikation – der Inhalt der übermittelten Nachricht und die nonverbalen Signale sollten übereinstimmen, sonst entsteht große Unsicherheit beim Empfänger. Besonders gravierend tritt dies hervor, wenn es um Informationen geht, welche den Gesundheitszustand von Patienten oder Bewohnern betreffen. Die Aussage »*Sie werden wieder gesund.*« könnte so bei Betroffenen und Angehörigen Sorgen und Ängste auslösen, wenn Körperhaltung und Mimik des Übermittlers eine andere Botschaft aussenden. Aber auch Feedback oder Mitarbeitergespräche wirken schnell demotivierend und frustrierend, wenn die Ehrlichkeit des Gesagten aufgrund der Tonlage und Gestik in Frage gestellt wird. Gerade im sensiblen Bereich der Begleitung von alten und kranken Menschen und deren Angehörigen besonderer Wert auf die Klarheit der ausgesandten Botschaften und den ehrlichen Umgang in der Zusammenarbeit gelegt werden sollte (▶ Top im Job »Wie bitte?«).

Wertschätzung

Wertschätzung
Dem Begriff werden meist weitere Begriffe aus dem Bereich zwischenmenschlicher Begegnungen wie Toleranz, Akzeptanz, Annahme und Achtung zugeordnet.

Der wertschätzende Umgang mit Menschen sollte zur Selbstverständlichkeit gehören. Dazu zählt in erster Linie, dem Gegenüber auf verbaler und nonverbaler Ebene zu vermitteln: »*Du bist gut, so wie du bist.*«. Als Mensch angenommen zu werden, mit seiner Persönlichkeit, seinen Wesensmerkmalen, dem optischen Erscheinungsbild, der Kleidung, Sprache, Bildung, der sozialen Zugehörigkeit und allen Stärken und Schwächen, gehört zu den Grundbedürfnissen aller Menschen in allen Altersgruppen. Es ist in diesem Zusammenhang zu beachten, dass unser Körper meist authentischere Signale aussendet als unsere Sprache. Der Körper drückt relativ klar die Annahme oder Ablehnung der anderen Person aus, z. B. durch Mimik, Gestik, ein Lächeln, ein Zunicken, bestätigende offene oder ablehnende geschlossene Körperhaltung usw.

Führungskräfte und Mitarbeiter, welche eine wertschätzende Haltung im Umgang miteinander und mit Patienten, Bewohnern, Angehörigen usw. pflegen, werden ihrem Gegenüber durch Interesse an der Person, den Handlungen, der Arbeitsleistung, den aktuellen und persönlichen Themen das Gefühl der Akzeptanz vermitteln. Das Gefühl der Anerkennung und Wertschätzung bewirkt, dass Ich-Kompetenz, Selbstbewusstsein, Selbstvertrauen, Selbstakzeptanz und die Selbsteinschätzung gesteigert werden. Führungskräfte und Mitarbeiter sind dadurch motivierter, engagierter und zeigen mehr Einsatz im Berufsalltag.

Empathie

Empathie
Dies bedeutet Einfühlungsvermögen in die Gefühls-, Gedanken-
und Lebenswelt des anderen zu besitzen und zu entwickeln.

Empathisches Verhalten bewirkt ein besseres Verständnis zwischen
Menschen im täglichen Miteinander. Die Fragestellungen: »*Kann
ich mich in die Lage des anderen hineinversetzen? Kann ich die Gefühle, Gedanken und auch Ängste oder Sorgen des anderen wahrnehmen, erkennen, annehmen und verstehen ohne zu bewerten oder zu
beurteilen?*« können dabei äußerst hilfreich für die Entwicklung
von empathischem Verhalten sein.

Empathischer Umgang, Verständnis und einfühlende Anteil-
nahme stellen Verhaltungsgrundlagen für alle pflegerischen und
sozialen Berufsgruppen dar und sollten sich auch in der täglichen
Kommunikation widerspiegeln. Voraussetzung für empathisches
Verhalten ist die Kunst des empathischen (aktiven) Zuhörens. Auch
in der Erkennung und Bearbeitung von Konflikten spielt das empathische und aktive Zuhören eine nicht zu unterschätzende Rolle.
Der aktive Zuhörer fragt nach, spricht Gefühle an, zeigt Themen
auf, macht »Dahinterliegendes« bewusst, nimmt an, ohne die andere Person zu bewerten oder über ihre Gedanken, Gefühle usw. zu
urteilen (▸ Top im Job: »Wie bitte?«).

Frau Mandalak und Frau Ongava sind Pflegefachkräfte in einem
geriatrischen Zentrum und geraten immer wieder aufgrund ihrer
unterschiedlichen Meinungen und Nationalität in Streit. Die Konflikte häufen sich. Kollegen, Klienten und Angehörige erleben die
ständigen Konflikte als belastend. Eine Kollegin äußert bei der
Dienstbesprechung: »*Immer wenn ich in den Dienst komme, höre ich
euch streiten. Am liebste würde ich umdrehen und wieder nach Hause
gehen.*« Herr Huber, ein Kollege, schließt sich jener Meinung an:
»*Ich verstehe mich auch nicht mit jedem im Team und dennoch ver-*

▼

suche ich den anderen zu akzeptieren. Das werdet ihr doch wohl auch schaffen.« Herr Huber wendet sich an die Stationsleitung: *»Können Sie denn nichts unternehmen?«*.

Herr Knapp, der Stationsleiter, antwortet genervt: *»Diese ständigen Konflikte kosten mir enorm viel Zeit, ich habe wichtigeres zu tun.«*

Da sich die Beschwerden immer weiter häufen, ruft Herr Knapp seine Mitarbeiterinnen letztendlich doch zum Gespräch. Er erklärt: *»Der ständige Streit belastet das gesamte Team und unsere Klienten, Angehörige und Besucher. Das muss aufhören! Es gibt auch noch andere Stationen im Haus, denken Sie darüber nach.«* Damit ist das Gespräch beendet, doch es liegt keine Lösung für das Problem vor.

Wäre Herr Knapp ein aktiver, empathischer Zuhörer, hätte er mittels W-Fragen eruiert, worum es wirklich geht. Beide Mitarbeiterinnen hätten die Möglichkeit erhalten, die Situation aus ihrer Sicht zu schildert. Damit wäre aktives Zuhören für alle Beteiligten möglich gewesen. Unerfüllte Bedürfnisse wären zu Tage getreten. Somit wäre mit großer Wahrscheinlichkeit beidseitiges Verständnis und damit eine sinnvolle Erarbeitung einer Lösung möglich geworden.

Besonders schwierig erscheint die Rolle des empathischen Zuhörers für die Führungskraft, wie auch Herrn Knapp, zu sein. Diese sollte in vielen Bereichen als empathischer Zuhörer Zurückhaltung üben. Einerseits muss sie dabei auf die Beziehung zur entsprechenden Person eingehen, was bei schwierigen Mitarbeitern oder bei bereits sehr emotional geladenen Themen sehr vorsichtig gehandhabt werden sollte. Andererseits sollte sie auch versuchen, durch bewusste Zurückhaltung möglichst viele Hintergrundinformationen über einen Konflikt, ein Problem oder eine Beschwerde zu bekommen und darauf basierend brauchbare Lösungsoptionen mit den Mitarbeitern zu erarbeiten, was im beruflichem Alltag sehr oft als langwierig, zeitintensiv oder stressig erlebt wird. Doch gerade hier Zeitressourcen frei zu machen, zuzuhören, nachzufragen, Gefühle und Wahrnehmung anzusprechen, kann neue Wege in der Zusammenarbeit eröffnen. Zu voreilige, sehr oft aus »Zeitmangel« von den Führungskräften zu rasch eingebrachte Lösungsvorschläge, sind meist von kurzer Nachhaltigkeit.

Wird im Gesundheits- und Krankenpflegebereich großen Wert auf einen wertschätzenden, authentischen und empathischen Umgang und Kommunikationsstil gelegt, dann beeinflusst dies nachhaltig die Teamarbeit, die Arbeits- und Betriebskultur. Auch die Zusammenarbeit mit den zu pflegenden Personen profitiert davon. Dieser Umgang macht eine aktive, bewusste Konfliktbearbeitung durch das offene Ansprechen von Konflikten, Problemen oder unangenehmen Themen und Fehlern möglich und trägt aktiv zur Konfliktprävention bei.

❯ Dies kann jedoch nur in einem Rahmen geschehen, in dem als Basis Beziehung, Vertrauen und das Gefühl des »Verstanden-Seins« vorhanden ist und es keine Ängste über mögliche Sanktionen, Strafmaßnahmen oder andere Konsequenzen gibt.

Haltung

Die Definition von Haltung kann unterschiedlich ausgelegt und beschrieben werden. Neben innerer und äußerer Haltung verbindet man mit dem Begriff meist zuerst die Körperhaltung eines Menschen, was in einem Konfliktfall von Bedeutung sein kann, da ein in Konflikt befindlicher Mensch, seine Körperhaltung verändert.

Doch unter Haltung kann man auch die Einstellung eines Menschen bezeichnen. Einstellung zu einer bestimmten Person, einer bestimmten Sache, oder Tätigkeit. Einstellung zur Konfliktarbeit, Einstellung zur Arbeit, zu den Patienten, Bewohnern, Angehörigen, zu den Kunden und Kollegen, Familienmitgliedern, zur Politik, zum Alt werden usw.

❯ Die Haltung wird beeinflusst vom Welt- und Menschenbild, den Werten und daraus entstehenden Normen, von Gefühlen und Emotionen, von Erfahrungen und der geistigen Einstellung.

Prägung, Erfahrung und Gefühl sowie die daraus entstehenden Handlungen und auch Reflexionsfähigkeit könnte man als Haltung eines Menschen bezeichnen.

Auch in einem Unternehmen spielt »Haltung« eine große Rolle. In einem Unternehmen wird schnell bewusst, welche Einstellung die »Organisation, das Unternehmen, der Betrieb« zu ihren Mitarbeiten, Patienten, Bewohnern, Angehörigen und Kunden hat. Haltung gehört damit zur Unternehmenskultur und sollte sich im Leitbild des Unternehmens wiederspiegeln.

Sieht man bei Unternehmen genauer auf die dahinterliegende »Haltung« wird schnell offensichtlich, ob in diesem Unternehmen überhaupt Interesse für aktive Konfliktarbeit, Interesse für Implementierung eines Konfliktmanagementsystems bzw. Interesse für Veränderung gegeben ist oder nicht.

Menschen sind lernfähig, deshalb kann sich die Haltung eines Menschen im Laufe seines Lebens ändern. Eine Änderung der Haltung kann von der Lebenssituation, der Lernerfahrung, der Reflexionsfähigkeit, auch vom Glauben oder der Spiritualität beeinflusst werden.

2.9 Problem- und Konfliktlösungsprozess

Nicht jedes Thema, jede Diskussion oder jedes Problem muss ein Konflikt sein. (Lore Wehner)

Zu bewerten, ob eine Situation als Problem oder bereits als Konflikt eingestuft wird, ist je nach Lage unterschiedlich einzuschätzen. Die Bewertung wird meist von eigenen Erfahrungen und Erlebnissen geprägt: die persönlichen Konflikt- und die Kommunikationskompetenz, die sozialen Kompetenz, die soziokulturellen Prägung und die Wiederstands- und Belastungsfähigkeit sind entscheidende Faktoren.

Worte die ich immer wieder bei meinen Supervisions- und Coachingeinheiten von Berufsgruppen im Gesundheits- und Krankenpflegebereich, höre sind: »*Für Konfliktarbeit bleibt keine Zeit!*«, oder »*Meine Mitarbeiter wollen, dass ich ständig ihre Konflikte löse, das kostet mich enorm viel Kraft und Energie.*«

Auch die Aussage einer Führungskraft eines mobilen Stützpunktes »*Ich habe Angst meine Leitung um Hilfe zu bitten. Sie wird denken, ich bin als Führungskraft nicht geeignet.*« zeigt, dass die Bedeutung und Wichtigkeit einer aktiven Konfliktarbeit im Gesundheits- und Krankenpflegebereich in vielen Bereichen wegen Zeitmangels oder bestehenden Ängsten über ein evtl. Kompetenzdefizit, noch kaum Bedeutung hat. Vielerorts wird die Wichtigkeit von einer empathischen und aktiv gelebten Konfliktkultur bereits erkannt und wahrgenommen. Es werden Maßnahmen im Unternehmen gesetzt und implementiert, die eine nachhaltige Veränderung zum Positiven möglich machen können.

Es scheint, dass Problem- und Konfliktlösungsprozesse nicht in Gang kommen, da

- Zeit für Problemlösungsprozesse kaum gegeben ist,
- Führungskräfte auch heute noch sehr oft das Gefühl haben, sie müssen alles alleine lösen,
- ein wie es scheint teilweise sehr großes Defizit bei Führungskräften zum Thema »Konfliktkompetenz/-management« besteht, das durch Schulung und Training relativ schnell abzuschaffen wäre.

Auf der anderen Seite begegnen mir immer mehr bestens geschulte und trainierte Führungskräfte im Gesundheits- und Krankenpflegebereich mit einer Vielzahl an Kompetenzen und Methoden, die eine empathische und aktive Konfliktarbeit möglich machen. Auch von diesen höre ich: »*Theoretisch weiß ich ja was ich tun sollte, doch in der Praxis habe ich dafür einfach keine Zeit.*«

Also scheint Schulung alleine nicht der Schlüssel zur Veränderung zu sein. Der Schlüssel liegt daher wohl im Zeitmanagement jeder einzelnen Führungskraft und wie viel von der so kostbaren Zeit sie zur Verfügung stellt oder nicht (Top im Job: »Und jetzt Sie!«).

Veränderung beginnt für mich damit, dass Bewusstheit für Problemlösungsprozesse entsteht und auch Bewusstsein dafür entwickelt wird, dass eine Problemlösung meist nicht in einer Mediations-, oder Coachingeinheit erreicht werden kann.

Zufriedenstellende Problemlösung braucht Zeit. (Lore Wehner)

Merkmale, Phasen und Besprechungen

Merkmale eines Problemlösungs- und Konfliktlösungsprozesses

- Es wird nach Möglichkeiten gesucht die unangenehme negative Situation in eine positive Situation umzuwandeln.
- Der Problemlösungsprozess ist durch Kommunikation, Austausch und Diskussion gekennzeichnet.
- Kreative Lösungsoptionen werden von allen Beteiligten eingebracht.
- Die für alle bestmöglichste Lösungsoption wird gesucht und umgesetzt.

Phasen des Problemlösungs- und Konfliktlösungsprozesses

1. **Problem- und Konflikterkenntnis:** Die Ursache des Problems wird gesucht. Dies ist meist der schwierigste Teil des Prozesses. Die Zusammenarbeit aller ist gefragt.
2. **Problem- und Konfliktdefinition:** Hilfreich dabei sind die sog. »W-Fragen«. Erst wenn das Problem gefunden und benannt wird, kann die Definition leicht gelingen.
   - Wer ist am Konflikt beteiligt, wer nicht?
   - Wann hat der Konflikt begonnen?
   - Wer oder was war der Auslöser für den Konflikt?
   - Was ist bis jetzt geschehen?
   - Was sollten alle am Problemlösungsprozess Beteiligten wissen?
   - Was von den Informationen darf nach außen (z. B. andere Stationen, Patienten, Angehörige usw.) dringen, was nicht?

- Wer oder was könnte die Problemlösung blockieren?
- Wer oder was könnte bei der Problemlösung hilfreich sein?

3. **Suche nach alternativen Lösungsoptionen und -möglichkeiten:** Dafür braucht es Vertrauen, Wertschätzung, Motivation und positives Feedback, sowohl von Seiten der Beteiligten, als auch der Führungskraft.

4. **Wahl der für die Situation und beteiligten Personen passenden Lösungsoption(en):** Hier ist sehr oft die Unterstützung der Führungskraft gefragt. Auch ein externer Spezialist kann bei der Wahl der passenden Lösungsoption hilfreich sein.

5. **Vereinbarungen schriftlich festhalten und Zeitrahmen vereinbaren:** Verzichten Sie nicht darauf das Vereinbarte schriftlich festzuhalten und den Umsetzungszeitrahmen genau zu nennen. Es kann für Sie als Führungskraft aber auch für alle weiteren Beteiligten von Vorteil sein, wenn man auf das schriftlich Vereinbarte hinweisen kann.

6. **Umsetzung der getroffenen Vereinbarungen und Kontrolle:** Durch z. B. die Führungskraft, Pflegedienstleitung, Stationsleitung usw. Ist die Vereinbarung getroffen. Das bedeutet noch nicht, dass diese damit auch umgesetzt wird. Führungskräfte im Gesundheits- und Krankenpflegebereich finden sich immer wieder in der Führungsaufgabe der »Kontrolle und Überwachung« wieder.

7. **Auflösung/Lösungsoption erarbeitet, Problem gelöst!** Nicht immer ist ein Problemlösungs- od. Konfliktlösungsprozess von Erfolg gekrönt. Freuen Sie sich mit Ihrem Team, wenn Sie die letzte Stufe erreicht haben. Positives Feedback und Wertschätzung tut allen gut. Schwieriger ist es, wenn der Lösungsprozess zu keinem positiven Ende führt, der Prozess wieder von vorne beginnt oder ungelöst stehen bleibt. Ist Ihnen eine positive Problem- oder Konfliktlösung wichtig, dann holen Sie sich einen Spezialisten hinzu.

8. **Reflexion:** Was haben wir in diesem Problemlösungsprozess gelernt? Was können wir an Information davon für die Zukunft verwenden? Was davon könnte fixer Bestandteil unserer Kom-

munikations- und Konfliktkultur werden? Auf die Reflexion wird, wie ich es immer wieder erlebe, zu oft aus Kostengründen verzichtet.

☑ **Praxistipp**

Nehmen Sie sich für die Reflexion bewusst Zeit. Nur durch Reflexion können alle lernen und Verhaltens- und Konfliktmuster überdenken, wird eine persönliche und berufliche Weiterentwicklung möglich. Supervision wäre für eine Reflexion eine geeignete Methode. Sie können aber auch Reflexion bei der nächsten Dienstbesprechung einplanen!

Dienstbesprechungen

Ich erlebe immer wieder unstrukturierte, chaotische Dienstbesprechungen, erlebe sehr oft Mitarbeiter und Führungskräfte, die frustriert über den Ablauf der Dienstbesprechung sind. Dienstbesprechungen gehören zu den immer wiederkehrenden Konfliktthemen, welche mir in meinem beruflichen Alltag häufig begegnen.

☑ **Praxistipp**

Erstellen Sie sich für jede Dienstbesprechung eine Zeitleiste, dann können Sie effizient, zielorientiert und strukturiert arbeiten (◨ Abb. 2.3).

2.10   Konfliktkosten

Durch Konflikte verursachte Kosten sind oft nicht auf den ersten Blick erfassbar, denn sie äußern sich auf vielfältige Art und Weise. Derzeit scheint das Bewusstsein für die teilweise doch sehr hohen Kosten, welche infolge ungelöster Konflikte entstehen können, im Gesundheits- und Krankenpflegebereich nicht ausgeprägt zu sein. Denn neben krankheitsbedingten Personalausfällen und Mitarbeiterfluktuation kommen noch zahlreiche weit weniger offensichtliche Kostenfaktoren hinzu:

- verringerte Arbeitsleistung,
- hohe Fehlerhäufigkeit,

Vorschlag einer Zeitleiste für eine Dienstbesprechung Thema: Umstellung der Medikamentenlieferung auf ein neues System ZEITEINTEILUNG		
Einleitung	**Hauptthemen**	**Abschluss**
• 18:00–18:10 Begrüßung, Blitzlicht über Befindlichkeit der MitarbeiterInnen • 18:10–18:20 Aktuelles, Wichtiges, Neuigkeiten auf der Station, Anweisungen • 18:20–18:30 Reflexion: Fr. H. hat sich über die Vernachlässigung ihrer Mutter beschwert	• 18:30–19:00 Umstellung des Medikamentenlieferungssystems • 19:00–19:15 Pause • 19:15–19:40 Fallbesprechung über PatientInnen und BewohnerInnen	• 19:40–19:50 Persönliches der MitarbeiterInnen (z.B. Dienstplan, Urlaub, etc.) • 19:50–20:00 Reflexion der Dienstbesprechung, Blitzlicht, Befindlichkeit der MitarbeiterInnen, Ideen, Anregungen, Hinweis zur nächsten Dienstbesprechung, Verabschieden.

◻ Abb. 2.3 Zeitplanung einer Dienstbesprechung

▬ Imageschädigung durch üble Nachrede und negative Mundpropaganda von (ehemaligen) Mitarbeitern und unzufriedenen Angehörigen und Patienten, schlechte Presse, etc.,

▬ Verlust der Attraktivität für potenzielle Kunden,

▬ Verlust der Attraktivität als potenzieller Arbeitgeber,

▬ Burnout als Teufelskreis: Mitarbeiter fallen durch Burnout oft monatelang aus, für die Übrigen, die den Dienst abdecken müssen, steigt die Belastung und damit die Gefahr von Burnout an (▶ Top im Job: »Nicht ärgern – ändern!«).

Gerade aus nicht gelösten Konflikten entstehen mitunter riesige Probleme, Frust, Burnout. Warum sind so viele Menschen im Pflegebereich letztlich heillos überfordert? Warum ist die Fluktuation überdurchschnittlich hoch? Warum ist die durchschnittliche Verweildauer im Pflegeberuf nur fünf Jahre? Da spielen Konflikte sicherlich eine ganz wesentliche Rolle. (Pflegefachkraft in Ausbildung)

Für viele Betriebe im Bereich der Wirtschaft ist es essenziell »Konfliktkosten im Unternehmen« zu eruieren, um sie danach zu mini-

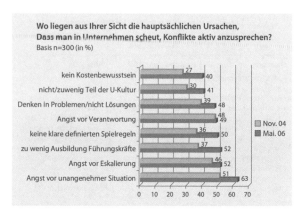

□ Abb. 2.4 Versteckte Konfliktkosten. Quelle: http://www.wtw-consulting.at/
mediation/wirtschaftsmediation/konfliktfolgekosten.html. (Mit freundl. Genehmigung
von Fr. Witasch)

mieren und zu senken (□ Abb. 2.4). Kostenersparnis passiert hier
durch aktive Konfliktarbeit und Maßnahmen zur Erhebung von
Konflikten im Unternehmen. Betriebe im Gesundheits- und Krankenpflegebereich könnten, würden sie dem Bereich der Konfliktkosten mehr Aufmerksamkeit schenken, einiges an Kosten einspa-
ren und Folgeschäden wie z. B. negatives Image minimieren.

Offensichtliche Konfliktkosten gibt es wenige, der Großteil
der Kosten liegt wie bei einem Eisberg unter der sichtbaren Ober-
fläche.

Offensichtliche Konfliktkosten

Zu den offensichtlichen Konfliktkosten zählen z. B.

- Kündigung oder einvernehmliche Beendigung des Arbeits-
  verhältnisses auf Grund eines Konfliktfalles,
- Ausschreibung und Werbemaßnahmen, Finden neuer Mitarbeiter, evtl. Erhöhung der Personalkosten durch den Einsatz
  von Leasingmitarbeitern,

--- Auszahlung von Abfindungen, Sonderzahlungen usw., Anwalts- und Gerichtskosten,
--- Mediationskosten.

Versteckte Konfliktkosten und Folgeschäden
--- Imageverlust in der Öffentlichkeit durch z. B. gekündigten Mitarbeiter, die »Negativwerbung« für das Unternehmen betreiben,
--- Mitarbeiter, welche mit einem Konflikt beschäftig sind neigen dazu, mehr Fehler zu machen. Fehler werden zu Kostenfaktoren.
--- Abschreckung von künftigen Kunden. Angehörige, potenzielle spätere Kunden, erleben z. B. eine belastende Konfliktsituation und wandern zur Konkurrenz ab.

❯ Gerüchte und Vorurteile entstehen rasch, doch diese wieder abzubauen dauert möglicherweise Jahre!

Dimensionen von Konfliktkosten
Diese drei Dimensionen (◼ Tab. 2.2) sind in jedem Betrieb anzutreffen, egal ob im Wirtschaftsbereich, einer Non-Profit-Organisation oder in Betrieben im Gesundheits- und Krankenpflegebereich.

Unternehmen im Gesundheits- und Krankenpflegebereich sollten an einer Konfliktkostenerhebung interessiert sein. Kostenersparnis und ressourcenorientiertes Handeln dienen der Einsparung bei den Konfliktkosten. Gerade dem Thema »Anreizsystem im Gesundheits- und Krankenpflegebereich« sollten Sie mehr an Aufmerksamkeit widmen. Anreizsysteme bewirken, dass sich Mitarbeiter ihrem Unternehmen verbunden fühlen und auch wenn Konflikte auftreten, im Unternehmen bleiben (Top im Job: »Arbeitgeber Patient«).

✔ **Praxistipp**
Neben Schulung und Training aller Mitarbeiter im Gesundheits- und Krankenpflegebereich ist die Implementierung eines aktiven Konfliktmanagementsystems im Unternehmen von großer Bedeutung. Innerbetriebliche Konfliktlotsen sollten zum fixen Bestandteil jeder Organisation werden.

◻ **Tab. 2.2** Die drei Dimensionen der Konfliktkosten

Person	Team	Organisation
Fehlstunden, Krankmeldungen aufgrund eines Konflikts	Mehrbelastung im Team	Arbeitsrechtliche Schritte und Folgen
Unternehmensschädigendes, kontraproduktives Verhalten	Erhöhung der Krankmeldungen	Aufbau, Verbesserung von Anreizsystemen
Hohe Mitarbeiterfluktuation	Mobbingtendenz steigt	Regulierung im Unternehmen
Mehrbelastung von beständigen Mitarbeitern durch ständige Einarbeitung	Blockade, Stillstand von Projekten, verzögerte Zielerreichung	Auftragsverlust
Mehrbelastung durch Diensttausch und Einspringen bei Ausfall von Kollegen	Konfliktpotenzial steigt	Abwandern von Kunden zur Konkurrenz
Geringe Arbeitsleistung, Motivation und Einsatzbereitschaft	Konzentration und Aufmerksamkeit nicht bei den zu Pflegenden	Wertvolle Arbeitszeit geht für Diskussionen, Regelung, in Frage stellen von Dienstanweisungen, Richtlinien oder Überarbeitung von Arbeitsverträgen verloren
	Zusammenarbeit und Kooperation sinken	Negativimage nach außen
	Kommunikation kommt zum Stocken, wichtige Information geht verloren	Qualität und damit Kundenattraktivität sinkt für Neukunden
	Steigen der Fehlerhäufigkeit, es kommt zu Mängeln oder zur Gefährdung von Patienten und Bewohnern	

Fazit

Ist das Bewusstsein zur (finanziellen) Tragweite von Konflikten erst einmal vorhanden, werden auch Organisationen im Gesundheits- und Krankenpflegebereich vermehrt danach streben müssen, den sog. »Soft Skills« eine größere Bedeutung beizumessen und eine aktive Konflikt- und Kommunikationskultur zu schaffen. Dazu bedarf es einer Veränderung der Haltung und der Werte von allen Mitarbeitern sowie der innerhalb von Organisationen gelebten Leitbilder. Ein möglicher Schlüssel diesen Herausforderungen gerecht zu werden, liegt in der Aus- und Weiterbildung von allen Mitarbeitern.

Arbeits- und Betriebsklima – Konfliktfaktor im Gesundheits- und Kranken- pflegebereich?

Das Arbeits- und Betriebsklima in einem Unternehmen ist ähnlich der Wetterlage.

Betriebsklima als auch Wetterlage sind von vielen unterschiedlichen Faktoren abhängig. So kann das Arbeits- und Betriebsklima von warm, ruhig und sonnig bis hin zu bewölkt, stürmisch und geladen, sehr oft auch frostig und kühl sein. Das Arbeits- und Betriebsklima ist ein sich ständig wandelnder Prozess.

Erhebungen über Arbeits- und Betriebsklima gewinnen im Bereich der Wirtschaft von Groß- bis zu Kleinbetrieben immer mehr an Bedeutung, gehören in vielen Betrieben zum jährlichen Muss einer aktiven Unternehmenskultur und Organisationsentwicklung.

Ziel von Arbeits- und Betriebsklimachecks

Erhebungen zum Arbeits- und Betriebsklima zeigen Schwachstellen des Unternehmens auf, machen Konfliktpotenziale bei den Mitarbeitern, den Patienten, Bewohnern, Angehörigen und Kunden bewusst, zeigen zum Stillstand gekommene oder stockende Kommunikationsabläufe sowie krank machende Faktoren auf, analysieren Missstände und Defizite im Unternehmen und machen zu lange oder unnütze Arbeitsabläufe bewusst.

Wie sieht es mit Arbeits- und Betriebsklimaerhebungen im Gesundheits- und Krankenpflegebereich aus? Wird auch hier erkannt, dass das hohe Konfliktpotenzial, die hohe Mitarbeiterfluktuation, die vielen Krankheitstage oder das erhöhte Burnout-Risiko Resultat eines negativen Arbeits- und Betriebsklimas sein könnten?

Auffallend häufig wird in vielen Institutionen, Unternehmen und Teams über »Mobbing« gesprochen.

Ich trau mich gar nichts mehr zu meinen Mitarbeitern zu sagen. Sobald ich Kritik äußere, Feedback gebe, welches unangenehm ist, oder ich einen Konflikt ansprechen möchte, heißt es von Seiten mancher Mitarbeiter, ich würde sie mobben. Mir sind die Hände gebunden, was soll ich tun? (Stationsleitung eines Altenheims)

Jedes Problem, jeder Konflikt kann scheinbar im Nu zu Mobbing werden. Man kann dieses Wort vielerorts schon nicht mehr hören. Warum steigt in vielen Organisationen, gerade im Gesundheits- und Krankenpflegebereich und anderen sozialen Organisationen die Mobbingtendenz? Warum befinden sich immer mehr pflegende Berufsgruppen aller Sparten und viele Führungskräfte im Burnout?

Negatives Arbeits- und Betriebsklima kann das Konfliktpotenzial erhöhen, kann krank machen und Mitarbeiter dazu motivieren, zuerst in die Kurzzeitkrankheit, danach in den Langzeitkrankheit zu gehen. Es motiviert Mitarbeiter dazu, regelmäßig den Arbeitsplatz zu wechseln, zu kündigen und ist der Nährboden für Mobbing und Burnout.

Ein Betriebsklima wird dann negativ empfunden, wenn

- es aufgrund unaufgearbeiteter Konflikte weder zu Kooperation noch zu Zusammenarbeit im Team kommt,
- eine anhaltende Über- oder Unterforderung geben ist,
- der Führungsstil der Führungskraft diktatorisch, autoritär oder laissez-fair ist,
- das Miteinander im Team von Konkurrenzdenken geprägt ist,
- es unklare Aufgaben- und Kompetenzbereiche gibt,
- Abläufe und Struktur unklar sind,
- es eine zu starke oder veraltete hierarchische Ordnung gibt.

Ein erfolgreiches Unternehmen hat zufriedene und gesunde Mitarbeiter. (Lore Wehner)

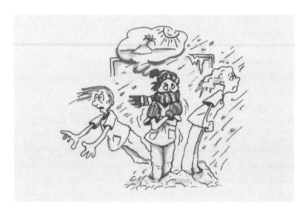

◘ Abb. 3.1 Betriebsklima

Unter diesem Aspekt sollte die Wichtigkeit und Bedeutung eines positiven Arbeits- und Betriebsklimas im Gesundheits- und Krankenpflegebereich gesehen werden (◘ Abb. 3.1).

So verbessern Sie das Arbeits- und Betriebsklimas

▬ Leisten Sie Ihren ganz persönlichen Beitrag zu einem positiven Arbeits- und Betriebsklima in Ihrem Unternehmen.

▬ Sprechen Sie Konflikte oder Probleme, welche Sie belasten möglichst rasch an.

▬ Versuchen Sie Probleme oder Konflikte mit der Person zu klären, die es betrifft.

▬ Bringen Sie Verbesserungsvorschläge ein. Tun Sie dies v. a. dann, wenn Sie das Gefühl der ständigen Überbelastung haben, oder wenn sich Fehler laufend wiederholen. Sprechen Sie mit Ihrem Vorgesetzten über Ihre Ideen und Anregungen.

▬ Holen Sie sich fehlende Informationen von Ihrer Führungskraft und Ihren Kollegen.

▬ Achten Sie auf eine respektvolle, wertschätzende, klare und direkte Kommunikation.

- Holen Sie regelmäßig Feedback von Ihrem Vorgesetzten oder von Kollegen.
- Klären Sie unklare Arbeitsabläufe und Kompetenzbereiche, Sie minimieren dadurch das Konfliktpotenzial.
- Seien Sie bei den regelmäßig stattfindenden Mitarbeitergesprächen ehrlich. Geben auch Sie Ihrer Führungskraft Feedback.
- Nehmen Sie an Angeboten wie Supervision, Teamcoaching oder gesundheitsfördernden Maßnahmen teil.
- Achten Sie auf regelmäßige Psychohygiene.
- Tun Sie regelmäßig etwas für Ihre Gesundheit.

3.1 Arbeitszufriedenheit

Arbeitszufriedenheit beschreibt die Einschätzung, Bewertung, Einstellung, Gefühle und Verhaltensweisen der Mitarbeiter zu ihrem Arbeitsplatz.

Ist auf der Station oder dem Unternehmen eine hohe Arbeitszufriedenheit gegeben, kommt es beobachtbar zu weniger Konflikten im Team mit den Patienten, den Bewohnern und den Angehörigen. Weniger Krankheitstage und geringere Mitarbeiterfluktuation werden wahrgenommen.

Arbeitszufriedenheit setzt sich aus folgenden Faktoren zusammen:

- Erlebter Zustand:
  - Finanzielle Abgeltung der Arbeitsleistung (Lohn),
  - Erfüllung der physikalischen Grundbedürfnisse,
  - Möglichkeit der Weiterentwicklung, z. B. Aufstieg in die Führungsebene,
  - Zusammenarbeit und Kooperation im Team,
  - Führungsstil des Vorgesetzten,
  - Konflikt-, Organisations- und Fehlerkultur,
  - Personalmanagement.

- Wunschzustand/Idealzustand:
  - Bedürfnisgerechter Dienstplan,
  - Anreizsystem und z. B. Bezugssysteme für besondere Leistungen,
  - stabiles Arbeitsumfeld und Team,
  - Leitbild, gelebte Werte und Normen,
  - Ziele und Visionen.

Weitere Faktoren der Arbeitszufriedenheit sind Mitarbeiterfluktuation, krank machende Faktoren, Gesundheitsrisiken, Stressbelastung, soziale Angebote bzw. Zusatzleistungen, gesundheitsfördernde Maßnahmen im Betrieb, Fehlzeiten, Fähigkeiten und Kompetenzen, Partizipation/Mitbestimmung usw. Auch Leitbild, Werte und Normen, welche die Organisation vermittelt, nehmen Einfluss auf die Arbeitszufriedenheit der Mitarbeiter.

Demnach sollte jede Organisation im Gesundheits- und Krankenpflegebereich dem Faktor Arbeitszufriedenheit ihrer Mitarbeiter große Bedeutung beimessen.

Positive Auswirkungen zufriedener Mitarbeiter auf das Unternehmen

Zufriedene Mitarbeiter
- sind an aktiver Konfliktarbeit interessiert,
- sind an persönlicher und beruflicher Weiterentwicklung interessiert,
- kooperieren im Team,
- leben achtsame, respektvolle Kommunikation,
- werden weniger krank; Krankheitstage werden dadurch reduziert,
- sind motiviert und zeigen hohe Einsatz- und Leistungsbereitschaft,
- können mit Stresssituationen, Beschwerdesituationen und Konfliktsituationen gelassener umgehen,
- bleiben im Unternehmen,
- zeigen hohes Einfühlungsvermögen bzw. Empathie,

sind die besten Werbeträger für Ihr Unternehmen. Sie betreiben positive Öffentlichkeitsarbeit und Imageaufbau nach außen.

Negative Auswirkungen unzufriedener Mitarbeiter auf das Unternehmen

Unzufriedene Mitarbeiter

- sind kaum an aktiver Konfliktarbeit interessiert
- weisen steigende Konflikthäufigkeit auf,
- sind an Zusammenarbeit und Weiterentwicklung kaum interessiert,
- werden häufig krank,
- zeigen wenig Motivation, Einsatz- und Leistungsbereitschaft,
- kommunizieren meist auf einer rauen und rohen Ebene, Achtsamkeit und Respekt gehen verloren,
- reagieren in Belastungs-, Stress- und Beschwerdesituationen meist gereizt und genervt,
- wechseln das Unternehmen
- betreiben negative »Werbung« in der Öffentlichkeit und tragen zu einem negativen Image nach außen bei.
- Wird die Unzufriedenheit zum »Dauerzustand« sinken das Einfühlungsvermögen und die Fähigkeit zur Empathie.

✅ **Praxistipp**

Investieren Sie Zeit und Geld in Mitarbeiterbefragung zur »Arbeitszufriedenheit« in Ihrem Unternehmen. Sie können wertvolle Anregungen und Ideen für eine Weiterentwicklung gewinnen. Implementieren Sie regelmäßige Befragungen zum »Arbeits- und Betriebsklima« als Instrument einer aktiven Organisationsentwicklung.

3.2 Führungsstile und Auswirkungen auf die Unternehmens- und Konfliktkultur

Welches das »richtige« Führungsmodell ist, kann wohl niemand so genau beurteilen. Doch funktioniert Führung nur dann, wenn ein grundlegendes Verständnis für die Wünsche, Ängste, Sorgen und Bedürfnisse der zu führenden Menschen vorhanden ist.

»Empathische, wertschätzende, bedürfnisorientierte und situative Führung« ist ein Führungsstil der dem Zeitenwandel im Gesundheits- und Krankenpflegebereich entspricht, der einen bewussteren Weg, eine bewusste Führung möglich machen kann, der Konfliktpotenziale anspricht, aufzeigt und aufarbeitet.

Die Qualität des Arbeits- und Betriebsklimas wird zum großen Teil von der Beziehung zwischen Führungskraft und Ihrer Mitarbeiter beeinflusst, was wiederum vom Führungsstil der jeweiligen Führungskraft abhängig ist und dadurch geprägt und beeinflusst wird.

Führungskräfte im Gesundheits- und Krankenpflegebereich erleben einen großen Wandel ihrer beruflichen Anerkennung, ihrer Aufgaben, Kompetenzen und Rolle. Führung war und ist in vielen Organisationen sozusagen ein »Nebenjob«, den der Mann oder die Frau sozusagen als Pflichtübung zu absolvieren hat.

Dementsprechend beliebt oder unbeliebt waren und sind Führungsjobs im Gesundheits- und Krankenpflegebereich.

Ich stehe die ganze Zeit in der Pflege, wann soll ich meine Führungsaufgaben erledigen? Das klingt alles so einfach, ist es in der Praxis aber nicht, wenn dafür keine fixe Zeit eingeplant ist. Konfliktmanagement ist notwendig. Das weiß ich, doch wann soll ich daran arbeiten? (Stationsleitung einer Demenzstation)

Ich sitze mit meinem Laptop in einer Abstellkammer damit ich meine administrativen Arbeiten, wie z. B. die Dienstplanung, in Ruhe erledigen kann. Ein Büro oder einen anderen ungestörten Arbeitsraum habe ich nicht. Mitarbeitergespräche, Einzelgespräche, Konfliktgespräche – wo sollen die stattfinden? Wir haben nur die Abstellkammer! Oder es geht nur am Gang, wo alle mithören. Deshalb verzichte ich meistens darauf. (Stationsleitung einer Wachkomastation)

Konfliktpotenzial Führung

Ich erlebe, dass Führungskräfte im Gesundheits-und Krankenpflegebereich Menschen, welche sie führen, betreuen und pflegen »mögen«. Ob es sich um Mitarbeiter, Patienten, Bewohnern oder Angehörige handelt – Führungskräfte bauen persönliche Beziehungen auf. So wird von vielen Führungskräften vermittelt: »*Ich mag meine Arbeit.*«, »*Ich mag dich als Mitarbeiter.*«, »*Ich mag dich als Patient, Bewohner.*«, »*Ich mag meine Angehörigen*« usw.

Hinter dem »Mögen« schwingt meiner Meinung nach oft »Hilfe« mit. »*Ich helfe meinen Mitarbeitern!*«, »*Ich helfe meinen Patienten und Bewohnern!*«, »*Ich helfe meinen Angehörigen!*«. Sehr oft vergessen, nach meinem Erleben, Führungskräfte in diesem Bereich sich selbst zu mögen und so sich selbst zu helfen. Ist das ein Helfersyndrom, Liebe zum Beruf oder beides? Ist das der Grund für die steigenden Burnout-Tendenzen?

»*Ich mag mich, ich mag meinen Job, ich mag meine Führungsaufgabe und Führungsrolle.*« Diese Worte höre ich bei meinen Einzelcoachings mit Führungskräften oder bei meinen Führungskräftetrainings sehr selten. Viele mir begegnende Führungskräfte erleben alles, das mit Führung zu tun hat, als lästig und anstrengend, ja manchmal sogar als unnütz, als Zeitverschwendung uvm. Diese Tendenzen kommen meist von Führungskräften, welche »unfreiwillig« eine Führungsposition bekommen haben oder die sich ihrer Führungsrolle und ihrer Führungsaufgaben nicht bewusst sind. Sehr oft macht sich ein großer Unterschied zwischen geschulten Führungskräften und Führungskräften, welche noch keine Schulung oder kein Training absolviert haben.

Geschulte Führungskräfte sind sich ihrer Führungsrolle, ihrer Führungsaufgaben und den notwendigen und wichtigen Führungskompetenzen meist bewusst, können diese sehr oft wegen ungünstiger Rahmenbedingungen nur schwer ausüben und umsetzen. Ungeschulten Führungskräften fehlt zum Teil das Führungsverständnis mit den darin enthaltenen Aufgaben und Rollen.

Was sollten Führungskräfte mitbringen?

Ein positives Arbeits- und Betriebsklima wird in hohem Maße von der Qualität der Beziehung, welche die Führungskraft zu ihren Mitarbeitern aufgebaut hat, beeinflusst, sowie von den Faktoren Führungsstil und Führungskompetenzen.

Schlüsselqualifikationen und Führungskompetenzen

 Praxistipp

Erstellen Sie einen auf Ihren Arbeitsbereich, auf Ihr Unternehmen abgestimmtes Führungskompetenzprofil, machen Sie sich wichtige und notwendige Schlüsselqualifikationen für Ihren Arbeitsbereich und Ihr Unternehmen bewusst!

Beantworten Sie jeden Punkt (◘ Tab. 3.1). Kreuzen Sie nach Intuition relativ rasch und zu jeder Schlüsselqualifikation die dazugehörige Punkteanzahl an. Ideal wäre es, wenn Sie mit Farbstift oder Buntstift arbeiten würden, so visualisieren Sie Ihre Kompetenzfavoriten.

Fassen Sie erhobene Schlüsselqualifikationen mit der Bewertung 3 und 4 in einem Kompetenzkatalog zusammen. So haben Sie Ihr ganz persönliches Kompetenzprofil und damit Schlüsselqualifikationen für Ihre Mitarbeiter und Führungskräfte erstellt, welches Sie für Ihr Unternehmen sowohl in den Bereichen des Personalmanagements und der Qualitätssicherung, als auch für Ihren ganz persönlichen Arbeitsbereich, sowie für Ihre persönliche und berufliche Weiterentwicklung wunderbar nützen können.

◘ Tab. 3.1 Schlüsselqualifikationen

Schlüsselqualifikationen von Führungskräften und Mitarbeitern	1	2	3	4
Führungspotenzial				
Konfliktfähigkeit				
Teamfähigkeit				
Führungspersönlichkeit				
Organisationsvermögen				
Belastbarkeit				
Stressbewältigung				
Eigenmotivation				
Leistungsorientiertheit				
Karriereorientiertheit				
Kommunikationsbereitschaft/Kommunikationskompetenz				
Zielorientiertheit/Zielerarbeitung				
Kontaktfähigkeit				
Entscheidungsfähigkeit/Entscheidungsfreude				
Verantwortungsbewusstsein				
Innovation und Weiterentwicklung				
Einschätzungsfähigkeit/ Urteilsvermögen				
Risikobereitschaft				
Kritikfähigkeit				
Flexibilität				
Kundenorientiertheit				
Interkulturalität				
Durchsetzungsvermögen				
Gewinnorientiertheit				

☐ **Tab. 3.1** (Fortsetzung)

Schlüsselqualifikationen von Führungs-kräften und Mitarbeitern	1	2	3	4
Erfolgsorientiertheit				
Wertebewusstsein				
Grenzsetzungsvermögen				
Kooperationsbereitschaft/Vernetzungs-bereitschaft				
Einsatzbereitschaft				
Lernbereitschaft/Lernfähigkeit				
Fachkompetenz				
Bedürfnisorientiertheit				
Krisenstabilität				
Ausdauer				
Handlungskompetenz				
Fachkompetenz				
Kreativität				
Qualitätsdenken				
Kostendenken				
Konfliktkompetenz				
Resilienzfähigkeit/Verhalten bei »schwie-rigen« Situationen				
Sprachkompetenz/Fremdsprachenfähigkeit				
Dokumentationskompetenz				
Hygienekompetenz				
Soziale Kompetenz				

1 Ist nicht von Bedeutung; *2* Hat geringe Bedeutung; *3* Ist von Bedeutung; *4* Ist von großer Bedeutung.

Auswirkungen negativen Führungsverhaltens

◨ **Tab. 3.2** Führungsverhalten

Negatives Führungsverhalten	Auswirkungen
Konflikte werden nicht angesprochen	Mitarbeiter fühlen sich nicht wahr- oder ernst genommen. Gerüchte entstehen, Kommunikation wird roher, Kooperation lässt nach, Fehlerhäufigkeit steigt, Führungskompetenz wird in Frage gestellt.
Arbeitsabläufe sind unklar definiert	Mitarbeiter geraten öfter über Kompetenz- und Aufgabenbereiche in Streit. Es kommt zu Gruppenbildung nach Berufsgruppen. Unsicherheit der Mitarbeiter bewirkt ein Ansteigen der Fehlerhäufigkeit.
Mitarbeiter bekommen keine Möglichkeit mitzugestalten und Ideen einzubringen	Mitarbeiter fühlen sich übergangen, Motivation und Leistungsbereitschaft sinkt. Wichtige Ideen und Anregungen gehen verloren. Mitarbeiter werden nur das notwendigste tun, werden über kurz oder lang den Arbeitsplatz wechseln.
Mangelnde Kompetenz der Führungskraft z.B. zum Thema Konfliktmanagement	Akzeptanz und Respekt der Mitarbeiter geht verloren, es entstehen Unzufriedenheit und Unruhe im Team. Ungelöste Konflikte belasten das Miteinander, es kommt zu vermehrter Gruppenbildung. Kooperation, Einsatz- und Leistungsbereitschaft sinken, die Fehlerhäufigkeit steigt, da Mitarbeiter mit Konfliktthemen beschäftigt sind. Angehörige stellen die Führungskraft in Frage, Konflikte eskalieren und werden nach außen getragen. Negatives Image entsteht.
Feedback gibt es nur, wenn es zu Beschwerden oder Fehlern kommt	Mitarbeiter haben Angst vor Gesprächen mit ihrer Führungskraft, denn ständiges negatives Feedback bewirkt Rückzug. Mitarbeiter stellen ihre eigene Arbeitsleistung in Frage, verlieren ihr Selbstwertgefühl und werden vielleicht aus diesem Grund den Arbeitsplatz wechseln.

Führungsstile und deren Auswirkungen

Sehr oft ist der Führungsstil von Führungskräften aller Ebenen Anlass für Konflikte im Gesundheits- und Krankenpflegebereich.

Ein Führungsstil, der nach meinem Gefühl »richtig und wichtig erscheint«, der ein Schlüssel zur Veränderung sein kann, ist der »empathische, wertschätzende, bedürfnisorientierte und situative Führungsstil«.

Empathische, wertschätzende, bedürfnisorientierte und situative Führung

Sie als Führungskraft wählen den passenden Führungsstil auf die jeweilige Situation und Person bezogen individuell aus.

Nachteil Da jede Situation und jede Person andere Bedürfnisse, Ansprüche und Erwartungen an die Führungskraft stellt, kann dieser Führungsstil auch als anstrengend und zeitraubend erlebt werden.

Vorteil Mitarbeiter, Patient, Bewohner und Angehörige fühlen sich durch diese Art der Führung und Kommunikation angenommen, verstanden und wertgeschätzt. Sie sind dadurch zur Kooperation und Zusammenarbeit bereit. Situatives, empathisches, wertschätzendes und bedürfnisorientiertes Führen ermöglicht Kommunikation und somit zielgerichtetes Handeln im Sinne des Unternehmens.

Ihr Führungsstil hat große Auswirkungen auf die Unternehmens- und Konfliktkultur, auf Ihre Mitarbeiter, Patienten und Bewohner. »Empathische, wertschätzende, bedürfnisorientierte und situative Führung« ist ein möglicher Schlüssel zur Veränderung.

◻ **Tab. 3.3** Führungsstile

Führungsstile	Negative Auswirkungen	Positive Auswirkungen
Autoritärer Führungsstil	Die Führungskraft bezieht Mitarbeiter bei Entscheidungen nicht mit ein, Entscheidungen obliegen allein der Führungskraft. Mitarbeiter müssen gehorchen, Kritik ist unerwünscht. Sie fühlen sich bevormundet, Motivation sinkt, keine Partizipation oder Mitbestimmung ist möglich. Mitgestaltung ist nicht erwünscht und Meinung der Mitarbeiter zählt nicht, ihre Vorschläge sind unwichtig. Frust und Demotivation steigt, Mitarbeiter gehen öfter in den Krankenstand. Mitarbeiter müssen lediglich »funktionieren«, nur die Führungskraft hat das Sagen und die Verantwortung. Starke, eigenständige, an Partizipation interessierte Mitarbeiter werden kündigen, es gibt kaum Kooperation und Zusammenarbeit. Es herrscht keine Teamkultur, Konfliktlösung wird von der Führungskraft vorgegeben. Burnout-Gefahr besteht, da die Funktion im Vordergrund steht und Arbeitsaufträge nicht zurückgegeben werden können.	Durch Kontrolle herrscht gute Übersicht über Struktur und Abläufe. Kompetenzbereiche sind klar, es kommt zu schneller Entscheidungsfindung. Unsicheren Mitarbeiter gibt dieser Führungsstil Sicherheit und Halt. Sie wissen was sie tun müssen und haben wenig Verantwortung da die Führungskraft diese übernimmt. Dadurch haben sie weniger Stress. Ziele werden schneller erreicht, Weisungen werden befolgt, Abläufe sind klar und werden eingehalten. Es herrschen Disziplin und Ordnung im Team.

▫ Tab. 3.3 (Fortsetzung)

Führungsstile	Negative Auswirkungen	Positive Auswirkungen
Demokratischer/ kooperativer Führungsstil	Es kommt zu langen Diskussionen und Kommunikationswegen, da jeder Mitarbeiter Ideen, Meinungen und Wünsche einbringen kann. Ziele werden durch lange Diskussionen nur spät oder schwer erreicht. Die Umsetzung von Projekten dauert relativ lange, Weisungen werden diskutiert, Umsetzung dadurch verzögert. Durch geringe Kontrolle werden nicht alle Arbeitsaufträge ausgeführt. Entscheidungen werden erst spät getroffen.	Die Führungskraft bezieht ihre Mitarbeiter bei Entscheidungen mit ein. Sie können Kritik äußern und Stellung nehmen. Kommunikation fließt, sie fühlen sich miteinbezogen, wertgeschätzt und angenommen. Mitarbeiter können Ideen und Anregungen einbringen. Dies erhöht die Motivation und Kooperation. Zusammenarbeit und Kooperation im Team wird gelebt, respektvoller Umgang im Team wird aufgebaut, Konflikte werden angesprochen und aufgearbeitet, Fehler werden positiv gesehen, es wird einander geholfen aus Fehlern zu lernen. Es herrscht positives Arbeitsklima und die Eigenverantwortung der Mitarbeiter wird erhöht.
Laissez-fairerer Führungsstil	Mitarbeiter können im Prinzip »tun und lassen was sie wollen«. Es gibt keine Kontrolle, unklare Kompetenzbereiche und Aufgabenbereiche. Dadurch steigt das Konfliktpotenzial, Aufgaben werden nicht erledigt, Konkurrenzdenken wird gefördert, Disziplin und Ordnung lassen zu wünschen übrig. Gruppenbildung, Außenseitertum und Mobbing werden gefördert. Die Führung übernimmt jemand aus dem Team, die Führungskraft verliert ihre Führungsrolle. Respekt und Anerkennung gehen verloren, Entscheidungen werden nach Gutdünken getroffen. Chaos hält Einzug.	Mitarbeiter haben viel Freiraum. Sie unterliegen wenig Kontrolle, können eigenständig handeln, agieren und entscheiden. Sie können ihre Ideen umsetzen und kreativ sein. Eigenverantwortung wird erhöht, dies fördert die Individualität der Mitarbeiter, welche bestimmen können, wohin es geht.

✅ **Praxistipp**

Nutzen Sie Führungskräftetrainings, Selbsterfahrung, Coachings und Einzelsupervisionen für Ihre persönliche und berufliche Weiterentwicklung. Schulung und Training ist sowohl für Führungskräfte, als auch für alle weiteren Berufsgruppen im Gesundheits- und Krankenpflegebereich notwendig.

3.3 Führungskreis

Wie im Führungskreis (◻ Abb. 3.2) ersichtlich, gehört Konfliktmanagement zu den vier wichtigsten Managementaufgaben einer Führungskraft. Das Erleben in der Praxis des Gesundheits- und Krankenpflegebereiches zeigt jedoch meiner Erfahrung nach anderes. Konfliktmanagement zählt für viele Führungskräfte zu den »unwichtigen und unliebsamen« Aufgaben und steht auf vielen To-Do-Listen an vorletzter bis letzter Stelle.

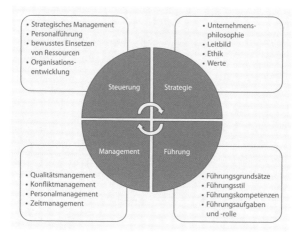

◻ **Abb. 3.2 Führungskreis**

✅ **Praxistipp**

Kompetenztraining von Führungskräften und allen weiteren Berufsgruppen im Gesundheits- und Krankenpflegebereich zum Thema *Konfliktmanagement* könnte ein möglicher Weg zu einer positiven Veränderung sein.

Fazit

Erhebungen und Checks zum Arbeits- und Betriebsklima gewinnen im Bereich der Wirtschaft in Groß-, Klein- und mittleren Betrieben immer mehr an Bedeutung. Sie gehören in vielen Betrieben zum immer wiederkehrenden »Muss« einer aktiven Unternehmenskultur und Organisationsentwicklung.

Veränderung im Gesundheits- und Krankenpflegebereich könnte damit auch mit einer Mitarbeiterbefragung zum Arbeits- und Betriebsklima im Unternehmen eingeleitet werden und mit dem nach der Befragung beginnenden Prozess der Aufarbeitung markanter und wichtiger Themen starten.

Zeit und Geld zu investieren zahlt sich damit nachhaltig aus.

Empathisch-lösungs-orientierte Kommunikation

Lore Wehner, Silvia Hödl

Gedacht heißt nicht immer gesagt, gesagt heißt nicht immer richtig gehört, gehört heißt nicht immer richtig verstanden, verstanden heißt nicht immer einverstanden, einverstanden heißt nicht immer angewendet, angewendet heißt noch lange nicht beibehalten. (Konrad Lorenz)

»*Erst denken, dann reden!*« Diesen Ausspruch haben wir wohl alle schon einmal gehört, vermutlich auch schon selbst gedacht und/oder gesagt. Es passiert leicht, dass ein unbedachtes Wort unsere Lippen verlässt. Doch selbst wenn wir meinen, uns klar und deutlich auszudrücken, bedeutet das noch lange nicht, dass die Nachricht genauso beim Gegenüber ankommt. Zwischenmenschliche Kommunikation ist ein komplexer Austausch verschiedener Signale und stark von der individuellen Wahrnehmung abhängig.

Signale

Kommunikation ist der Austausch von Signalen von Sender zu Empfänger. Signale sind z. B. Hören, Sehen, Riechen, Schmecken oder Fühlen.

In jeder zwischenmenschlichen Kommunikation gibt es Sender und Empfänger, wobei jedes Individuum sowohl Sender als auch Empfänger ist. Dabei können zwischen Sender und Empfänger unterschiedliche »Wahrheiten« entstehen. Für die Empfänger ist nämlich nur das wahr, was sie hören, also wahr-nehmen. Und selbst wenn wir meinen nicht zu kommunizieren, sagen wir doch etwas über uns aus. Menschen können nicht »nicht« kommunizieren (Paul Watzlawick).

Ein älterer Herr sitzt in einem Wartezimmer eines Krankenhauses. Sein Blick ist gesenkt, auf den Boden gerichtet, seine Arme sind verschränkt. Auf den ersten Blick meint man, der Mann würde nicht kommunizieren. Den anderen Wartenden wird allerdings mittels seiner Körpersprache (nonverbal) mitgeteilt, dass er keinerlei Kontakt möchte.

Kommunikation ist demzufolge keineswegs nur auf die Sprache beschränkt. Doch das gesprochene Wort hat besondere Kräfte. Worte können heilen oder verletzen. Worte können Menschen verbinden oder trennen. Verbale Angriffe beeinflussen zwischenmenschliche Beziehungen, sie können im schlimmsten Fall sogar so große Verletzungen hinterlassen, das sie zum Ende einer Gesprächsbasis führen. Worte lösen bei Menschen die unterschiedlichsten Gefühle aus, selbst wenn wir meinen etwas »völlig neutral und wertfrei« zu sagen, bedeutet das noch lange nicht, dass das auch so bei meinem Gegenüber ankommt.

Sprache kann allerdings bewusst und gezielt eingesetzt werden, indem Missverständnisse bereits im Vorfeld geklärt, und bereits bestehende verbale Auseinandersetzungen entschärft werden können. Gerade in Konfliktsituationen ist es oft eine besondere Herausforderung sachlich zu kommunizieren. Besonders im Gesundheits- und Krankenpflegebereich ist immer wieder zu beobachten, wie schwierig es ist, Konflikte anzusprechen, ohne sich gegenseitig zu verletzen, zu blockieren oder zu beeinträchtigen. Betrachtet man all diese »gestörten« Kommunikationsprozesse, dann wird einem bewusst, wie wichtig das gesprochene Wort im Alltag ist. Mithilfe empathischer und lösungsorientierter Kommunikation wird es möglich, zwischenmenschliches Missverstehen, daraus resultierende Missverständnisse und in weiterer Folge Konflikte, zu reduzieren. Wie Sie mit dieser »gefühlvollen« Sprache das Verstehen und das Verständnis zwischenmenschlicher Beziehungen deutlich verbessern, wird in diesem Kapitel besprochen.

4.1 Das Vier-Ohren-Modell

Es ist nicht entscheidend, was ich sage, sondern was der andere hört. (Vera F. Birkenbihl)

Nach dem Kommunikationsmodell des deutschen Psychologen und Kommunikationswissenschaftler Friedemann Schulz von Thun, enthält jede übermittelte Nachricht vier Botschaften (► Top im Job: »Wie bitte?«; ◻ Abb. 4.1).

Definition
Dieses Vier-Ohren-Modell (Vier-Seiten-Modell, Nachrichtenquadrat oder Kommunikationsquadrat) besagt, dass jede Nachricht aus folgenden vier Seiten besteht: der Sachebene, der Selbstoffenbarung, der Beziehungsebene und dem Appell.

Sachebene (Worüber ich informiere) Darin informieren die Sprecher über den Sachinhalt, die Daten und Fakten einer Nachricht (*»Die Sonne scheint.«*)

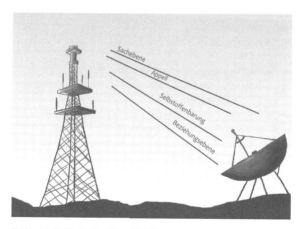

◻ **Abb. 4.1 Das Sender-Empfänger-Modell**

Selbstoffenbarung (Was ich von mir preisgebe) Umfasst das, was der Sprecher – bewusst oder unbewusst – von sich offenbart, wie Emotionen, Motive, Werte, Bedürfnisse, etc. (▶ Ich-Botschaft, z. B. »*Ich fühle mich krank.*«)

Beziehungsebene (Was ich von meinem Gegenüber halte oder wie wir zueinander stehen) Drückt das aus, wie der/die Sender meint zu dem/der Empfänger steht (»*Ich mag dich.*«)

Appell (Wozu ich mein Gegenüber veranlassen möchte) Beinhaltet einen Wunsch oder eine Aufforderung (»*Du musst mir zuhören!*«)

Der Sender sendet mit einer Nachricht also vier verschiedene Botschaften. Gleichzeitig empfängt der Empfänger vier verschiedene Botschaften (◘ Abb. 4.1). Dabei kann es natürlich passieren, dass der Empfänger etwas ganz anderes hört oder versteht, als der Sender gesagt oder gemeint hat. So einfach entstehen Missverständnisse, die in weiterer Folge zu Konflikten ausarten können.

Frau Malve, die Stationsleiterin einer Seniorenresidenz sucht eine Bewohnerin (Frau Hübsch). Sie fragt den Pflegehelfer Herrn Adam: »*Wo ist Frau Hübsch?*«
- **Sachebene**: Die Stationsleiterin Frau Malve weiß nicht wo Frau Hübsch ist.
- **Selbstoffenbarung**: Es könnte sein, dass die Stationsleiterin die Übersicht verloren hat oder mit der Leitung der Station generell überfordert ist.
- **Beziehungsebene**: Es könnte sein, dass Frau Malve den Pflegehelfer Herrn Adam für verantwortlich hält.
- **Appell**: Pflegehelfer Herr Adam soll die Bewohnerin Frau Hübsch sofort suchen!

Je nachdem mit welchem der vier Ohren der Pflegehelfer Herr Adam gerade hört, hört er ganz unterschiedliches oder er hört nur einen Teil der Nachricht. Mit welchen Ohr er hört, hängt von vielen

▼

unterschiedlichen Faktoren ab: der aktuellen Situation, der Beziehung der beiden zueinander, sowie der momentan Verfassung (Stress, Überforderung, …) etc. Wenn Herr Adam gerade gereizt wäre, da er gerade viel um die Ohren hat, könnte sehr schnell durch ein Missverstehen oder eine Missinterpretation, ein Konflikt entstehen. Wie könnte der Pflegehelfer Herr Adam also auf die Frage der Stationsleiterin Frau Malve (»Wo ist Frau Hübsch?«) reagieren?

- **Sachebene**: »Richtig, wir sollten Frau Hübsch suchen!«
- **Selbstoffenbarung**: »Ja, ich habe mich auch schon gefragt, wo Frau Hübsch ist.«
- **Beziehungsebene**: »Woher soll ich wissen wo Frau Hübsch ist?« (beleidigt)
- **Appell**: »Ja, ich werde Frau Hübsch sofort suchen!«

Jede Nachricht enthält also nicht nur einen (Sach)inhalt, sondern gibt auch Informationen (Botschaften) über den Sender preis. Diese Botschaften müssen allerdings nicht mit dem übereinstimmen, was der Empfänger tatsächlich wahrnimmt.

4.2 Vom Ich zum Du – Ich- und Du-Botschaften

Der dreimal für den Friedensnobelpreis nominierte amerikanische Psychologe Thomas Gordon, gehört zu den Pionieren der humanistischen Psychologie. Zu einer erfolgreichen Gesprächsführung gehören für ihn das Senden von Ich-Botschaften, sowie das empathische (aktive) Zuhören.

Ich-Botschaften

Ich-Botschaften (Selbstoffenbarungen, Verantwortungsbotschaften) haben einen Gefühlsanteil und einen Sachaspekt, sie sagen etwas über unsere eigenen Emotionen, Wünsche, Werte und Bedürfnisse aus.

Das Wort »Ich« alleine reicht für eine Ich-Botschaft nicht aus. Nur weil ein Satz mit »Ich« beginnt, bedeutet das noch nicht, dass eine »echte« Ich-Botschaft ausgesprochen wurde.

»Ich finde wir sind hier nicht im Kindergarten!« Das ist keine Ich-Botschaft, sondern eine verkleidete Du-Botschaft und eine (Be)wertung. Eine »echte« Ich-Botschaft könnte so lauten: »Ich halte das nicht für angemessen.«

Mit einer »echten« Ich-Botschaft steht man mit seinen Gesprächspartnern offen, ehrlich und authentisch auf Augenhöhe gegenüber.

Echte Ich-Botschaften bestehen im Wesentlichen aus folgenden drei Elementen:

1. Sie beschreiben das auslösende Verhalten, ohne es zu bewerten: *»Eine Mitarbeiterin, Frau Apfelbaum, kommt zu einem Teammeeting 20 Minuten zu spät.«*
2. Sie sagen ihr, welche Gefühle dieses Verhalten bei Ihnen hervorruft: *»Ich bin verärgert …«*
3. Sie nennen die möglichen Konsequenzen: *»… weil wir nun alles bereits Besprochene wiederholen müssen, bevor wir weitermachen können.«*

Du-Botschaften

Du-Botschaften enthalten oft wertende Aussagen (◘ Tab. 4.1). Oft tauchen Du-Botschaften in schwierigen oder konfliktgeladenen Situationen auf: *»Du hörst mir nie zu!«*, *»Du gehst mir auf die Nerven.«*, *»Du solltest das wissen.«*, *»Wir sollten uns mehr Mühe geben.«*, *»Sie sind eigentlich eine gute Mitarbeiterin.«*

Solche und andere Du-Botschaften können eine Eskalation deutlich beschleunigen, da sich viele Menschen mit solchen Aussagen persönlich angegriffen und verurteilt fühlen.

Einige vermeintliche Ich-Botschaften sind in Wirklichkeit Vorwürfe, An- und/oder Beschuldigungen oder Vorurteile und somit eine Du-Botschaft.

■ **Tab. 4.1** Du-Botschaften und Ich-Botschaften

Du-Botschaften	Ich-Botschaften
»Immer redest du dazwischen! Du solltest mal einen Kommunikationskurs besuchen.«	»Es stört mich, wenn ich unterbrochen werde. Ich denke mir, dass es nicht interessant ist, was ich sage.«
»Dir kann man gar nichts anvertrauen.«	»Es ist mir unangenehm, dass du das weitererzählt hast.«
»Du weißt immer alles besser.«	»Ich wünsche mir, dass du mich anhörst, meinen Ideen Raum gibst.«
»Warum bist du denn schon wieder ausgerastet?«	»Ich würde gerne wissen, was dich so wütend gemacht hat.«

»*Ich finde, du arbeitest zu langsam.*« bedeutet in Wahrheit »*Du bist langsam!*«.

Verdeckte Du-Botschaften können besonders verletzend wirken.

»*Das ist völliger Blödsinn!*« als Antwort auf etwas Gesagtes entspricht »*Du redest völligen Blödsinn.*« Konstruktiver und gerechter wäre folgende Antwort: »*Ich kann den Sinn von dem was du sagst, nicht nachvollziehen.*«.

Wichtiger als die Mitteilung über etwas Negatives, ist es die positiven Aspekte hervorzuheben: »*Die Zusammenarbeit mit Ihnen bereitet mir Freude und bereichert mich.*«

✅ Praxistipp

Vermeiden Sie voreilige Lösungsvorschläge, fragen Sie Ihr Gegenüber nach Lösungen. Wahre Führungspersönlichkeiten kennen den Ausspruch »*Wer fragt, der führt.*« Halten Sie Rücksprache, zeigen Sie Verständnis für die Bedürfnisse, Gefühle und Wünsche Ihres Gesprächspartners.

Um sich in andere Menschen erfolgreich hinein zu fühlen, ihn und sie besser zu verstehen, nachzuvollziehen warum jemand so ist, wie er oder sie ist, müssen wir klären, was Bedürfnisse und Gefühle überhaupt sind. Zusätzlich ist es wichtig, sich selbst auch immer wieder zu fragen:

- Was brauche ich?
- Wie geht es mir?

Denn nur wenn wir selbst im Gleichgewicht mit unseren Gefühlen und Bedürfnissen sind, können wir ehrliches Verständnis für unsere Mitmenschen aufbringen.

Von Bedürfnissen, Gefühlen und Werten

Wenn das Leben keine Vision hat nach der man strebt, nach der man sich sehnt, die man verwirklichen möchte, dann gibt es auch kein Motiv, sich anzustrengen. (Erich Fromm)

Jeder Mensch hat eigene Beurteilungskriterien, die im Leben notwendig sind, um bestimmte Situationen und Geschehnisse beurteilen und einschätzen zu können und so sinnvoll mit diesen Situationen umgehen zu können. Bei der gewaltfreien Kommunikation wird zwischen moralischen Urteilen und Werturteilen unterschieden. *Moralische Urteile* beschäftigen sich mit den Fragen: Was ist richtig und was falsch? Wer hat Recht und wer hat Unrecht? Was ist wahr, was unwahr? Das *Werturteil* hingegen fragt danach, welche Gefühle und Werte vorhanden sind. Was brauche ich, was brauchen die anderen? Und was können wir tun, um das Leben für uns beide zufriedenstellend zu gestalten? Mithilfe der gewaltfreien Kommunikation wird es möglich die Werturteile zu erkennen, die sich hinter Kritik und Vorwürfen verstecken.

Ein Vorgesetzter sagt zu Ihnen: »*Sie sind unzuverlässig!*« Was könnte wohl dahinter stecken? Es ist anzunehmen, dass Ihr Vorgesetzter damit in Wirklichkeit sein Bedürfnis nach Verlässlichkeit auszudrücken versucht.

Viele Menschen haben verlernt, oder gar nie gelernt, ihre Gefühle und Bedürfnisse zu benennen. Offen über Gefühle zu sprechen wird z. T. sogar als Schwäche angesehen. Doch in Wahrheit ist es eine richtige und wichtige Stärke, wenn man offen und ehrlich über die eigenen Bedürfnisse sprechen kann. Werden in Konfliktsituationen tatsächliche Wertvorstellungen angesprochen, ist es für ihre Gesprächspartner einfacher darauf einzugehen.

Werte

Beispiele für Werte sind: Anerkennung, Akzeptanz, Beständigkeit, der Nachwelt etwas Sinnvolles hinterlassen, Dankbarkeit, Ehrlichkeit, Freundlichkeit, Gemeinschaft, Harmonie, Hilfsbereitschaft, Humor, Kompetenz, Lebensfreude, Nähe, Offenheit, Ordnung, Respekt, Rücksichtnahme, Schutz, Sicherheit, Struktur, Toleranz, Unterstützung, Verantwortung, Vertrauen, Verlässlichkeit, Verständigung, Würdigung, Zuverlässigkeit.

- »*Du denkst nur an dich.*« – Hier geht es in Wahrheit um Gemeinschaftssinn.
- »*Herr Meier ist rücksichtslos.*« – Hier um Rücksichtnahme.
- »*Du bist total intolerant.*« – Hier um Toleranz.
- »*Herr Bär ist richtig kaltherzig.*« – Und hier um Nähe.

Bedürfnisse

Beispiele für Bedürfnisse sind: Abwechslung, Aktivität, Austausch, Authentisch sein, Autonomie, Annahme, Balance (Arbeit und Freizeit / Work-Life-Balance / Geben und Nehmen / Sprechen und Zuhören usw.), Bewegung, Bewusstsein, Beständigkeit, Bildung, Ehrlichkeit, Einfachheit, Einfühlsamkeit, Entspannung, Erfolg, Erleben, Entlastung, Erholung, Flexibilität, Freude, Freundschaft, Friede, Fließen, Fairness, Freiheit, Geborgenheit, Gelassenheit, Genuss, Gesundheit, Gemeinschaft, Gleichwertigkeit, Glück, Harmonie, Herausforderung, Hilfsbereitschaft, Hunger, Humor, Identität, Initiative, innere Ruhe, Inspiration, Integrität, Kreativität, Konzentration, Kontakt, Klarheit, Kennenlernen, Lebensfreude, Liebe, Leichtigkeit,

Menschlichkeit, Mitgefühl, Nähe, Natur, Nahrung, Optimismus, Ordnung, Orientierung, Privatsphäre, Perspektive, Respekt, Ruhe, Rücksichtnahme, Selbstbestimmung, Selbstvertrauen, Selbstverwirklichung, Sicherheit, Sinnhaftigkeit, Schlaf, Schutz, Sport, Sexualität, Spiritualität, Struktur, Tiefe, Toleranz, Unterstützung, Umweltschutz, Umweltbewusstsein, Unabhängigkeit, Verbundenheit, Verstehen, Vertrautheit, Vielfalt, Veränderung, Wärme, Wirksamkeit, Weiterentwicklung, Wertschätzung, Wissen, Zugehörigkeit

✔ **Praxistipp**

Fragen Sie sich ganz ehrlich: Welche Ihrer Werte und Bedürfnisse waren schon einmal Auslöser von Auseinandersetzungen? Welchen Werten und Bedürfnissen würden Sie in ihrem Leben gerne mehr Aufmerksamkeit schenken? Erst wenn Sie diese Fragen für sich beantworten können, können Sie versuchen den Bedürfnissen Ihrer Mitmenschen auf die Spur zu kommen.

Bedürfnisse, Gefühle oder was?

Gefühle oder Emotionen haben eine wichtige Bedeutung, denn sie signalisieren wie es um unsere Bedürfnisse steht. Sind Bedürfnisse erfüllt, sind wir zufrieden. Wenn Sie sich z. B. hungrig fühlen und Ihr Magen knurrt, dann sagt Ihnen dieses Gefühl eindeutig, dass Sie etwas essen sollten. Oder Sie fühlen sich frustriert. Dieses Gefühl sagt: *»Hallo, ein wichtiges Bedürfnis erfüllt sich gerade nicht. Tu' etwas, damit sich das ändert und ich bekomme, was ich brauche!«* Wenn Sie glücklich sind, sagt das Gefühl: *»Juhu, das Bedürfnis ist erfüllt und ich fühle mich fantastisch!«* Je früher Sie ein Gefühl wahrnehmen, das Ihnen zeigt, wenn ein Bedürfnis gerade nicht erfüllt wird, umso schneller können Sie reagieren und dies ansprechen. Sie brauchen dann nicht mehr darauf zu warten, bis Sie platzen und die Situation eskaliert. Spüren Sie sich selbst, seien Sie im Einklang mit sich, hören Sie auf Ihre Bedürfnisse. Denn so können Sie in Konflikten selbstempathisch agieren und sparen sich gleichzeitig Ärger, Arbeit und Zeit.

Typische Bedürfnisse in der Arbeitswelt sind in ◻ Tab. 4.2 aufgeführt.

◗ Tab. 4.2 Bedürfnisbefriedigung in der Arbeitswelt

Bedürfnisse und Wünsche	Umschreibungen in der Arbeitswelt
Selbstständigkeit/ Autonomie	▬ Arbeit selbst einteilen ▬ Ziele verwirklichen ▬ Selbst entscheiden und selbst bestimmen
Stimmigkeit/Identifikation mit sich selbst	▬ Zeit effizient einteilen ▬ Arbeit soll Sinn haben, erfolgreich sein ▬ Persönliche Weiterentwicklung ▬ Kreativität ▬ Integrität ▬ Authentizität ▬ Einfluss haben
Kontakt mit mir und anderen	▬ Anerkennung/Wertschätzung ▬ Vertrauen/Akzeptanz ▬ Verständnis/Unterstützung ▬ Gemeinschaft/Rücksichtnahme ▬ Kooperation/Teamwork ▬ Zugehörigkeit/Respekt
Klarheit/Struktur	▬ Mit-Einbezogen sein und werden ▬ Verlässlichkeit ▬ Einhalten von Absprachen/Vereinbarungen ▬ Harmonie/Friede
Physische Faktoren/ Wohlfühlfaktor	▬ Balance zwischen Arbeit und Freizeit (Work-Life-Balance) ▬ Ausgleich/Bewegung ▬ Nahrung für Körper/Geist/Seele

Ich habe das Gefühl…

»*Ich habe das Gefühl, dass du mich ignorierst.*« In unserer Sprache benutzen wir oft die Worte »Gefühl« und »fühlen«, doch damit drücken wir oft nur unsere eigenen Interpretationen oder Gedanken aus. Dieser Ausspruch sagt etwas über die Gedanken der Person aus – was sie über ihr Gegenüber denkt – und nicht was sie wirklich fühlt.

✔ **Praxistipp**

Wie erkenne ich, dass es sich um ein »echtes« Gefühl handelt? Ersetzen Sie »Ich habe das Gefühl…« oder »Ich fühle mich…« einfach durch »Ich bin…«. Dann überprüfen Sie Ihren Satz. Kommt dabei wirklich ein Gefühl zum Ausdruck?

😊 **Übung**

1. »*Ich habe das Gefühl, meine Mitarbeiter arbeiten zu langsam.*«
2. »*Ich fühle mich ignoriert.*«
3. »*Ich fühle mich besorgt.*«
4. »*Ich fühle mich glücklich.*«

Umwandeln in:

1. »*Ich bin, meine Mitarbeiter arbeiten zu langsam.*« (Sinnloser Satz – bringt zum Ausdruck, was ich über meine Mitarbeiter denke)
2. »*Ich bin ignoriert.*« (Meine Interpretation – bringt zum Ausdruck, wie ich das Verhalten anderer Menschen mir gegenüber interpretiere)
3. »*Ich bin besorgt.*« (Gefühlausdruck)
4. »*Ich bin glücklich.*« (Gefühlsausdruck)

Weitere Gefühlsausdrücke wären z. B.: »*Ich fühle mich aufgrund des Arbeitschaos gestresst.*«, »*Ich bin traurig, weil ich gerne wahrgenommen werden möchte!*«, »*Ich bin wütend.*«, »*Ich bin so froh, dass du mich unterstützt.*«

Beispiele für Gefühle, wenn unsere Bedürfnisse nicht erfüllt sind: Abscheu, abwesend, aggressiv, alarmiert, allein, angespannt, ängstlich, ärgerlich, atemlos, bedrückt, beladen, belastet, besorgt, bestürzt, betroffen, betrübt, betroffen, beunruhigt, bewegungslos, bitter, blockiert, deprimiert, desinteressiert, distanziert, durcheinander, düster, eifersüchtig, einsam, ekelhaft, elend, empört, energielos, entrüstet, ermüdet, erschlagen, fassungslos, faul, feindselig, freudlos, friedlos, frustriert, fürchterlich, gedankenlos, gedrängt, gefangen, gehässig, geistesabwesend, gelangweilt, genervt, gequält, gestresst, gleichgültig, handlungsunfähig, hart, hasserfüllt, hektisch, hilflos, hoffnungslos, hungrig, instabil, irritiert, jämmerlich, kalt, kaputt, konfliktgeladen, konfus, kraftlos, kribbelig, kummervoll, labil, launisch, leblos, leer, lieblos, lustlos, miserabel, missmutig, mitgenommen, müde, mürrisch, mutlos, neidisch, nervös, niedergeschlagen, ohnmächtig, orientierungslos, panisch, peinlich, perplex, pessimistisch, rastlos, ratlos, resigniert, ruhelos, sauer, schläfrig, schlecht, schmerz, schrecklich, schockiert, schutzlos, schwach, schwer, sehnsüchtig, sentimental, skeptisch, sorgenvoll, streitlustig, teilnahmslos, traurig, träge, trostlos, überwältigt, unangenehm, unausgeglichen, unbehaglich, unentschlossen, unerfüllt, ungeduldig, ungemütlich, unglücklich, unruhig, unsicher, unter Druck, unwillig, unwohl, unzufrieden, verärgert, verbittert, verkrampft, verlegen, verletzt, verloren, verrückt, verschlossen, verspannt, verstört, verwirrt, verzweifelt, widerwillig, wütend, zerrissen, ziellos, zögerlich, zurückgezogen.

Empathisches (aktives) Zuhören

Nur wenn wir mit dem Herzen zuhören, ohne das Gehörte zu kommentieren, lernen wir etwas über das, was im Innern unseres Partners vor sich geht, lernen wir die Wahrheit aus einer anderen Perspektive als unserer eigenen kennen und erweitern damit uns selbst. (Safi Nidiaye)

Eine wichtige Voraussetzung für eine funktionierende Kommunikation mit Patienten, Klienten, Bewohnern, Angehörigen und Mitarbeitern ist die Methode des »empathischen Zuhörens« (▶ Top im Job: »Wie bitte?«). Diese sollte von allen im Arbeitsbereich der Gesundheits- und Krankenpflege tätigen Berufsgruppen (v. a. von den Führungskräften) trainiert, verinnerlicht und konsequent prakti-

ziert werden. Eine Führungskraft, die ihren Mitarbeitern als empathischer Zuhörer begegnet, wird ihnen das Gefühl von Interesse
an aktuellen oder belastenden Themen, Konflikten, Herausforderungen oder Schwierigkeiten im beruflichen Alltag und Umfeld
vermitteln. Mitarbeiter, aber auch Angehörigen und zu pflegenden
Personen wird so Wertschätzung, Verständnis und Akzeptanz ent-
gegengebracht.

> Eine Führungskraft, die empathisch zuhört, lernt die Wünsche,
> Bedürfnisse, Erwartungen und Interessen ihrer Mitarbeiter,
> Kunden und Klienten besser kennen und kann so eine
> Vertrauensbasis aufbauen. Diese ermöglicht es, Probleme
> und Konflikte offen anzusprechen und gemeinsam Lösungen
> zu erarbeiten, die von beiden Seiten akzeptiert werden
> können.

Durch empathisches Zuhören wird signalisiert, dass Interesse an
Themen und Bedürfnissen besteht und Verständnis für Ängste und
Gefühle aufgebracht wird. Gelebt wird vielerorts in der Praxis die
Methode des »passiven Zuhörens« (teilnahmsloses Nicken, abwesend sein, den Blick durch die Gegend streifen lassen, ständig
mit »ja«, »aha« und »soso« antworten oder neben dem Gespräch
weitere Tätigkeiten ausüben). Dies bewirkt, dass sich das Gegenüber unverstanden, nicht wahr- oder ernstgenommen fühlt. Die
Kommunikation wird zum Stocken und Stillstand kommen.
Informationen, die für die Führungskraft von Bedeutung und
Wichtigkeit sein können, gehen dadurch verloren, da Mitarbeiter
nicht mehr bereit sind, das Gespräch mit der Führungskraft zu
suchen und es meiden, mit ihren Themen, Anliegen, Wünschen
usw. zu ihr zu kommen.

😊 **Übung**

Hören Sie Ihrem Gesprächspartner mit voller Aufmerksamkeit zu und zeigen Sie ihm das auch mittels Ihrer Körperhaltung, Mimik, Gestik (körperliche Zuwendung, Blickkontakt, Nicken). Geben Sie Anstöße zum Weiterreden, fragen Sie nach oder wiederholen Sie die Worte des Sprechers. Signalisieren Sie Interesse und die Bereitschaft zuzuhören:

- *»Klingt interessant.«*
- *»Das würde mich näher interessieren.«*
- *»Erzählen Sie mir die ganze Geschichte.«*
- *»Das scheint dir wichtig zu sein.«*

Überprüfen Sie dabei, ob Sie:

- sich in Ihr Gegenüber hineinversetzen,
- sich körperlich Ihrem Gegenüber zuwenden (Haltung, Gestik und Mimik),
- sich ganz auf Ihr Gegenüber konzentrieren,
- sich für Ihr Gegenüber als Mensch interessieren,
- Bewegründe und Gefühle Ihres Gegenübers erkennen wollen,
- Ihr Gegenüber als Menschen bejahen und respektieren,
- Ihrem Gegenüber eine positive Grundhaltung entgegenbringen.

Beim empathischen Zuhören spielen die drei Ebenen, welche die Grundhaltung und Grundlage der Kommunikation bilden, Echtheit, Wertschätzung und Empathie, eine große Rolle. Wie sich die Zuhörer verhalten, beeinflusst entscheidend den Gesprächsverlauf. Empathisches Zuhören ist eine Kunst, die trainiert und geübt werden kann, um zu nachhaltigen Lösungsoptionen, offenen Klärungsgesprächen und einer kooperativen Zusammenarbeit zu gelangen. Empathische Zuhörer werden sich in die Gefühls- und Gedankenwelt des Gegenübers hineinversetzen können, was ein besseres Verständnis, Akzeptanz und Wertschätzung für die Gesprächspartner bewirkt. Um empathisches Zuhören umsetzen zu können, bedarf es einen geeigneten Rahmen zu finden. Das bedeutet auch einen möglichst ruhigen, angenehmen Ort für das Gespräch zu wählen, wo es zu keinen Störungen kommt, und genügend Zeit und Geduld für den Gesprächspartner aufzubringen.

❯❯ Drei Bereiche spielen beim aktiven Zuhören eine große Rolle:
1. Beziehung,
2. (Sach)inhalt,
3. Gefühle.

Beziehung

Diese Ebene wird von Führungskräften meist gemieden, da befürchtet wird, dass so die Distanz zwischen Führungskraft und Mitarbeitern verloren geht und hierarchische Ebenen damit aufgehoben werden. Genau hierin liegt sehr oft der »Knackpunkt«, warum Führungskräfte in sozialen Arbeitsbereichen von ihren Mitarbeitern nicht angenommen, akzeptiert oder wertgeschätzt werden, weil eben auf die Beziehungsebene im Kommunikationsverlauf, egal um welche Gesprächsform es sich handelt, vergessen oder bewusst nicht eingegangen wird. Zwischen Führungskraft und Mitarbeitern sollte eine professionelle Arbeitsbeziehung vorhanden sein, ebenso zwischen Mitarbeitern, Patienten, Klienten, Bewohnern und Angehörigen, wo neben dem Inhalt bzw. der Sache des Gespräches auch auf die Beziehungsebene eingegangen wird.

Beachtet man die Methode des empathischen Zuhörens, signalisiert man dem Gegenüber damit *»Ich schenke dir meine volle Aufmerksamkeit!«*, *»Bin ganz Ohr!«* usw. Wichtig ist dabei auch die nonverbale Kommunikation, die Stimmigkeit des Körperausdrucks, der Körpersignale. Fragen Sie sich bewusst: »Was drückt meine Mimik, meine Gestik, meine Körperhaltung aus?« Hilfreich, um die Beziehungsebene herzustellen, ist eine fördernde, positive Fragestellung, Interesse am Thema und ungeteilte Aufmerksamkeit. Mögliche Fragestellungen können dabei sein: *»Möchten Sie mir* *erzählen, wie Sie die Situation erlebt haben?«*, »*Können Sie mir be-schreiben was Sie bewegt?«.*

(Sach)inhalt

Ein empathischer Zuhörer versucht herauszufinden, worum es geht bzw. was »Sache« ist. Er geht den Weg der Klarheit, fasst den Inhalt des Gehörten zusammen und gibt ihn in eigenen Worten wieder. Er/ stellt bewusst Fragen, die der Klärung dienlich und hilfreich sind.

Mögliche Fragestellung und wichtige Phrasen hierbei sind: »*Worum geht es?«*, »*Was genau ist passiert?«*, »*Beschreiben Sie mir das Erlebnis, die Sache, das Thema...«*, »*Habe ich Sie richtig ver-standen?«*, »*Ich möchte das, was Sie mir erzählt haben, zusammen-fassen.«*, »*Was bis jetzt bei mir angekommen ist….«*

Gefühle

Gefühle und Empfindungen, die wahrgenommen werden, werden vom empathischen Zuhörer angesprochen und aufgezeigt.

»*Ich sehe, Sie sind zornig, traurig, müde, enttäuscht, verletzt.«* Durch dieses direkte Ansprechen der Gefühle bekommt der Ge-sprächspartner die Chance, Klarheit über sich selbst zu bekommen. Wichtig dabei ist, dass Vertrauen und Sicherheit vorhanden sind, denn nur dann kann und wird sich ein Gesprächspartner auf die Ebene der Gefühle einlassen. Achten Sie im Gesprächsverlauf auf die nonverbalen Signale Ihres Gegenübers, sie sind meist authen-tischer und drücken stimmig aus, was im Inneren der Person vor-geht. Sprechen Sie an, was sie wahrnehmen und beschreiben Sie, was ihnen am Gegenüber auffällt. Teilen Sie Ihre Wahrnehmung als Wahrnehmung und Ihre Vermutung als Vermutung mit. Auch wenn es nicht zutreffen sollte, besteht doch damit die Chance, herauszufinden, worum es geht, was das Anliegen des Gegenübers ist oder was ihn bewegt, da er dadurch aufgefordert wird, über sich, seine Gefühls- und Stimmungswelt nachzudenken. Aussagen in diesem Zusammenhang sind z. B.: »*Ich vermute, das hat Sie ver-letzt.«*, »*Ich glaube zu spüren, dass Sie nun wütend sind..«*

Techniken beim empathischen Zuhören

▶ Top im Job »Wie bitte?«

Paraphrasieren Das Gehörte wird in eigenen Worten wiederge-
geben, beschrieben und ausgedrückt. Wichtig ist, zu hinterfragen,
ob das Gehörte richtig wahrgenommen und verstanden wurde.
Der Gesprächspartner wird dadurch ermutigt, die Situation, das
Thema, das Problem oder den Konflikt näher zu beschreiben und
seine/ihre Gefühle auszudrücken.

Offene Fragen Offenen Fragen fordern das Gegenüber auf, über
das Thema nachzudenken und bieten Freiraum und Entwicklungs-
möglichkeiten. Sie werden auch als W-Fragen bezeichnet (z. B.
»*Wie haben Sie das gemeint?*«, »*Wer war am Konflikt beteiligt?*«).

Zirkuläre Fragen Bei dieser Art der Fragestellung geht es darum,
Emotionen, Situationen, Verhaltensmuster, Meinungen und
Hypothesen über Dritte zu erfragen. Zirkuläre Fragen können die
Außensicht, die im Kommunikationsverlauf hilfreich sein kann,
bewusst machen, z. B. »*Wie glauben Sie, haben die Angehörigen den
Konflikt erlebt?*«, »*Was wäre im Team hilfreich, um den Konflikt
aufarbeiten zu können?*«.

Klärende Fragen Kann man den Gegenüber nicht verstehen bzw.
ihm nicht mehr ganz folgen, ist der Punkt gekommen, klärende
Fragen zu stellen. Verzichtet man im Gesprächsverlauf auf den
Punkt der Klärung, können entscheidende Aussagen oder wichtige
Informationen verloren gehen. Bei dieser Technik wird ein Wort
aus dem Gesagten entnommen und es als Frage in den Raum gestellt.

Eine Mitarbeiterin schildert Ihnen die Situation mit den Worten:
»*Frau Kirschblüte (eine Patientin) hat mich beschimpft.*« Sie stellen
das Wort »*Beschimpft?*« als Frage in den Raum. Die Mitarbeiterin

▼

wird daraufhin die Situation näher beschreiben. So können Sie erreichen, dass eine unklare Situation nochmals beschrieben und damit klarer wird, ohne den Gegenüber bewusst unterbrechen zu müssen. Direkte klärende Fragen sind Fragen wie: »*Was haben Sie mit unklare Aufgabengebiete gemeint?*« Solche Fragen sind hilfreich, wenn es um Andeutungen geht, die Sie nicht klar zuordnen können.

4.3 Gewaltfreie Kommunikation

Gewaltfreie Kommunikation hat die Aufgabe Verständnis und Einfühlung in die Ängste, die Unwissenheit, Hilflosigkeit und Unsicherheit der Menschen und Faktoren, die gewaltvolles Handeln hervorrufen zu bewirken und damit Veränderung möglich zu machen. (Mahatma Gandhi)

Die gewaltfreie Kommunikation, nach dem Amerikaner Marshall Rosenberg, ist eine Kommunikations- und Konfliktlösungsmethode, die durch das Herausfinden und Benennen von Wünschen, Bedürfnissen und Anliegen zur positiven Konfliktlösung und besserem Verständnis der Konfliktparteien beitragen kann. So kann gewaltfreie Kommunikation zu mehr Transparenz von Absichten und Motiven führen, was als Prävention gegen Gewaltdenken und Gewalthandeln im Bereich der Pflege gesehen werden kann (▶ Top im Job: »Wie bitte?«).

Wieso gewaltfrei kommunizieren?

Gewaltfrei zu kommunizieren bedeutet, uns so zu verständigen, dass wir echte Chancen haben, das zu bekommen, was wir brauchen; Gedankenmuster, die zu Ärger und Aggression führen, zu verstehen und abzubauen und auf dem Weg zu einer Konfliktlösung weder unser Anliegen aufzugeben, noch die Beziehung zu unseren Mitmenschen aufs Spiel zu setzen; konkret umsetzbare Handlungsschritte zur Veränderung für uns und unser Gegenüber zu entwickeln, mit dem Ziel, die Anliegen aller im Auge zu behalten.

Vier Schritte der gewaltfreien Kommunikation

1. **Beobachtung**: Beobachten statt bewerten oder interpretieren.
2. **Befinden**: Gefühle wahrnehmen und benennen.
3. **Bedürfnis**: Bedürfnisse ernst- und wahrnehmen.
4. **Bitte**: Auf der Grundlage der Bedürfnisse klare und erfüllbare Bitten äußern.

1. Beobachtung: Welche Handlung haben Sie wahrgenommen, welche Worte haben Sie gehört? »*Der Kollege Kasper ist unfähig.*« Wahrnehmung: »*Er hat gesagt, er versteht den Bericht nicht.*«
2. Befinden: Wie geht es Ihnen mit dieser Beobachtung? Was fühlen Sie, wenn sich Ihr Gegenüber so verhält? »*Ich bin frustriert.*«
3. Bedürfnis: Welches Bedürfnis versteckt sich hinter dem Gefühl? »*Ich bin frustriert, weil ich Klarheit (Unterstützung, Verständnis) brauche.*«
4. Bitte: Mit der Formulierung der Bitte können Sie andere Menschen dazu motivieren, auf Ihre Bedürfnisse einzugehen. Sagen Sie Ihrem Gegenüber offen, was Sie möchten und was Sie brauchen. »*Sag mir bitte, was genau du an dem Bericht nicht verstehst.*«

Empathisch reagieren

— »*Bei dir muss immer alles perfekt sein.*« Empathische Antwort: »*Bist du enttäuscht, weil du so angenommen werden möchtest wie du bist?*«
— »*Ich muss die ganze Zeit arbeiten, aber das interessiert hier niemanden.*« Empathische Antwort: »*Fühlst du dich resigniert, weil du wahrgenommen werden möchtest?*«
— »*Warum ist der Bericht noch immer nicht fertig?*« Empathische Antwort: »*Sind Sie besorgt, weil Sie möchten, dass Vereinbarungen eingehalten werden?*«

4.4 **AIDA: Ein Gesprächsleitfaden für Konflikt-situationen**

Das AIDA-Modell ist ein im Bereich der Werbung und Marketing erfolgreiches und anerkanntes Prinzip (▶ Top im Job: »Marke ICH«). In etwas abgewandelter Form lässt es sich auch als Gesprächsleitfaden für erfolgreiche Gesprächsführung in Konfliktsituationen einsetzen. Mit Hilfe des AIDA-Prinzips können Führungskräfte und auch Mitarbeitern zur Verbesserung der Gesprächs- und Konfliktkultur im Unternehmen, der Station, dem jeweiligen Bereich, aktiv beitragen (◘ Abb. 4.2).

Die vier Schritte:

▬ **A**nfang:
  ▬ Rahmenbedingungen klären (Zeit, Ort, etc.),
  ▬ Beziehungsebene herstellen,
  ▬ Sinn des Gespräches klarmachen,
  ▬ Rituale einhalten (Begrüßung),
  ▬ Körpersprache,
  ▬ zum Thema überleiten.
▬ Information:
  ▬ Konfliktdiagnose (Worum geht es wirklich?),
  ▬ Orientierung wo beide Seiten stehen,

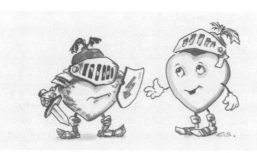

◘ Abb. 4.2 Empathisch-lösungsorientierte Kommunikation

- Vorbereitung auf Verhandlung über strittige Punkte,
- klar und strukturiert sein,
- offene Fragen (W-Fragen),
- auf Ich-Form achten,
- aktives (empathisches) und passives Zuhören,
- Check ob alle Fakten ausgetauscht wurden,
- jeder Partei gleich viel Zeit geben.
- **D**iskussion:
  - Einwände konstruktiv bearbeiten,
  - Fakten klären,
  - gegenseitige Bedürfnisse erheben,
  - Bedürfnisse anhören und für den anderen verständlich machen,
  - bisherige Gemeinsamkeiten hervorheben,
  - Grenzen ziehen,
  - Lösungsoptionen erarbeiten,
  - zu einer Lösung kommen,
  - Zusammenfassung der Optionen (Ergebnisse) bei welchen die Bedürfnisse beider Seiten erfüllt sind.
- **A**bschluss:
  - konkretes Ergebnis,
  - Vereinbarungen treffen,
  - positiver Abschluss,
  - konkrete Vereinbarungen niederschreiben,
  - Befindlichkeit überprüfen,
  - Überprüfungstermin vereinbaren,
  - Abschlusssignale erkennen und nutzen.

Fazit

»*Erst denken, dann reden!*« mit diesem Ausspruch habe ich dieses Kapitel eingeleitet, doch mit dem Denken alleine können keine Probleme gelöst werden. Schöner und zielführender wäre wohl die Formulierung: »*Erst fühlen, dann denken und dann (miteinander) reden!*«

▼

Mittlerweile sind wir Menschen an einem Punkt angekommen, an dem wir oft nicht mehr genau wissen, was wir wirklich spüren. Es fällt uns schwer, unsere Gefühle und Bedürfnisse zu erfühlen und diese in Worte zu fassen. Doch der Austausch über unsere Empfindungen und Befindlichkeiten mit anderen Menschen kann eine gemeinsame Vertrauensbasis schaffen. Dies spielt im Gesundheits- und Krankenpflegebereich eine wichtige Rolle, denn hier geht es in erster Linie darum, Menschen in schwierigen Lebenssituationen zu begleiten und zu unterstützen. Dabei ist ein empathischer Umgang mit unseren Mitmenschen und mit uns selbst eine wichtige Voraussetzung für ein gelungenes Miteinander. Selbstverständlich wird es immer Momente geben, in denen ein gefühlvoller Umgang nicht möglich erscheint. Doch hier geht es in erster Linie darum, ein Bewusstsein für ein empathisches Miteinander zu schaffen und dabei gilt: Niemand ist perfekt! Nehmen Sie sich, Ihre Bedürfnisse und Wünsche, achtsam wahr. Denn nur wenn Sie selbst in der Lage sind sich zu erkennen, wird es Ihnen gelingen, sich in Ihre Mitmenschen einfühlen.

Achte auf Deine Gedanken, denn sie werden zu Worten.
Achte auf Deine Worte, denn sie werden zu Handlungen.
Achte auf Deine Handlungen, denn sie werden zu Gewohnheiten.
Achte auf Deine Gewohnheiten, denn sie werden Dein Charakter.
Achte auf Deinen Charakter, denn er wird Dein Schicksal.
(Aus dem Talmud)

Konflikte in inter-kulturellen Teams

Stephanie Mörz

Wie kann es sein, dass wir so achtsam sind beim Kritisieren der Persönlichkeit und des Aussehens von Menschen und gleichzeitig so unaufmerksam und rücksichtslos beim Kritisieren seiner Kultur, Mentalität und Religion, wo doch alles gleichermaßen verletzen kann? (Stephanie Mörz)

In vielen Institutionen begegnen einander Menschen unterschiedlicher Nationalitäten. Kaum ein anderer Bereich ist aber kulturell so stark von Heterogenität geprägt wie der Gesundheits- und Krankenpflegebereich. Man stößt immer wieder auf Konflikte, welche darin wurzeln, dass verschiedene Kulturen und mit ihnen einhergehend Sitten, Gebräuche, Mentalitäten und Religionen aufeinandertreffen. Verständnisprobleme und Ausschlussgefühle scheinen manchmal unausweichlich, weshalb sich das Arbeiten als schwierig erweisen kann.

5.1 Überall Interkulturalität

Interkulturalität spielt sich im Gesundheits- und Krankenpflegebereich auf drei Ebenen ab:

1. **Teamebene**: Teams auf Stationen in Krankenhäusern und Pflegeeinrichtungen sind stark vom Aufeinandertreffen von Menschen verschiedener Nationen geprägt.
2. **Patientenebene**: Oft haben im Gesundheits- und Krankenpflegebereich Arbeitende mit Patienten und Bewohnern aus anderen Kulturkreisen zu tun.
3. **Angehörigenebene**: Auch Angehörige können, ebenso wie Patienten, aus anderen Herkunftsländern stammen. Proble-

matiken, die sich hieraus ergeben, werden im Folgenden nicht näher erläutert, da sie mit jenen auf der Patientenebene beinahe identisch sind.

Auf allen Ebenen kann es zu Konflikten kommen. Es besteht aber auch die Möglichkeit, dass sich Konflikte, welche im Team ihren Ursprung haben, auf die Patientenebene auswirken und umgekehrt.

5.2 Wieso Konflikte in interkulturellen Teams?

Große Konfliktpotenziale in interkulturellen Teams im Gesundheits- und Krankenpflegebereich bieten folgende Themen: Sprache, Mentalität, Gruppenbildung, Religion, Urlaubsplanung (◘ Abb. 5.1).

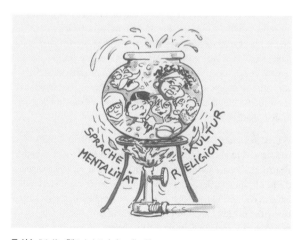

◘ Abb. 5.1 Konflikte in interkulturellen Teams

Ich verstehe die Muttersprache der Anderen nicht

Man könnte meinen, dass es innerhalb eines Teams aufgrund von Sprache nicht zu Konflikten kommen sollte, da im deutschsprachigen Raum viel Wert darauf gelegt wird, dass die pflegenden Personen die deutsche Sprache beherrschen. Selten tauchen tatsächlich Verständnisprobleme auf, welche auf mangelnde Sprachkenntnisse zurückzuführen sind. Sehr häufig kommt es zu Ausschlussgefühlen, da sich einige Mitarbeiter miteinander in ihrer Muttersprache unterhalten und sich andere dadurch ausgeschlossen fühlen. Dies umso mehr, je angespannter die Stimmung innerhalb eines Teams ist.

Auf einer Station in einem Krankenhaus herrscht eisige Stimmung. Das neue Jahr hat begonnen und die Urlaubseinteilung vor Weihnachten hat in einer Katastrophe geendet. Schwester Anna wurde an den Weihnachtsfeiertagen krank. Sie spürt, dass ihr vorgeworfen wird, dass sie eigentlich nicht krank gewesen ist. Die anderen Schwestern sprechen weniger mit ihr und gehen ihr unfreiwilliger zur Hand, wenn sie Hilfe braucht. Es kommt zu einer Situation, in der sie zwei andere Schwestern um Hilfe bittet. Als sie sich von ihnen wegdreht, sprechen sie in ihrer Muttersprache miteinander und Schwester Anna hört, dass ihr Name fällt. Sie ist sich sicher, dass über sie »gelästert« wird. Sie schreit die beiden an, welche daraufhin vollkommen verdutzt sind. Die Stimmung auf der Station wird auch in den kommenden Wochen nicht besser. Das wirkt sich auch auf das Wohlbefinden der Patienten und auf den Ruf des Krankenhauses negativ aus.

Was ist in diesem Fallbeispiel passiert? Der eigentliche Konflikt passierte nicht allein wegen der verschiedenen Muttersprachen der Krankenschwestern. Aufgrund der Tatsache, dass Schwester Anna die Muttersprache der anderen beiden Schwestern nicht verstand, hat sich ein Konflikt, welcher schon zuvor gegeben war, verschärft, bzw. ist er in dieser Situation zum Vorschein gekommen. Die Unterhaltung in einer für Schwester Anna fremden Sprache war nur der Auslöser.

Dennoch können Problematiken ihren Ursprung auch in einer ebensolchen Situation haben. Zum einen können sich bestimmte Nationalitätsgruppierungen ausgeschlossen fühlen, zum anderen kann es unangenehm sein, nicht zu wissen, worüber gesprochen wird. Hört man in einem Gespräch, dessen Inhalt man nicht folgen kann, zusätzlich seinen Namen, sind Konflikte vorprogrammiert.

Mentalität – Jeder tickt anders

Teams, deren Mitglieder aus verschiedenen Herkunftsländern stammen, müssen mit unterschiedlichsten Mentalitäten zurechtkommen. Es kann sein, dass ein im Pflegeheim arbeitender Hilfspfleger, welcher in einer Gesellschaft aufgewachsen ist, in der immer noch der Mann eine dominante Rolle einnimmt, es nicht schafft, Frauen, deren Anzahl im Gesundheits- und Krankenpflegebereich klar überwiegt, als zumindest gleichwertige Kolleginnen wahrzunehmen. Dies kann nicht nur zu persönlichen Kränkungen, sondern auch zu Leistungsabfall im Team führen.

Manche Kulturen pflegen eine, für Europäer oft als laut und störend empfundene Sprachkultur. Mitarbeiter aus Ländern mit derartigem kulturellen Hintergrund sind es gewohnt, laut miteinander zu sprechen, unüberhörbar zu lachen und zu rufen. Dies kann für andere kulturelle Gruppen nervenaufreibend sein, falsch verstanden werden oder Teammitglieder in ihrer Konzentration stören.

Personen anderer Nationalitäten legen besonderen Wert auf den Respekt vor älteren Personen und fühlen sich schnell in ihrem Stolz gekränkt, wenn sie von jüngeren Kollegen wie ein Gleichaltriger behandelt werden. Sie können manchmal auch kein Verständnis dafür aufweisen, wenn Kollegen mit älteren Patienten »harsch« umgehen oder einen strengeren Ton anschlagen.

Unterschiedliche Mentalitäten innerhalb eines Teams wirken sich stark auf den Umgang miteinander aus. Das Nichtkennen der anderen Kulturen kann zu Unverständnis und somit zu Kränkung und Konflikten führen. Insbesondere das Angreifen oder Kritisieren bestimmter Umgangsformen aufgrund fremder Mentalitäten kann als persönlicher Angriff empfunden werden. Sollten gewisse Verhaltensmuster störend sein, sollte dies sehr vorsichtig und empathisch angesprochen werden, da hier nicht nur Verhalten oder Ansichten, sondern vorherrschende Identität kritisiert wird.

Immer diese Grüppchenbildung

In allen Gruppen kommt es früher oder später zu einer Aufsplittung in »Untergruppierungen«. Der Mensch braucht die Gruppe. Er strebt allerdings danach, sich seine Gruppe selbst zu suchen. Teams im Kranken- und Pflegebereich werden meist zusammengewürfelt. Es wird nur sehr begrenzt darauf geachtet, wie die einzelnen Mitarbeiter miteinander auskommen werden. Es werden aufgrund des großen Aufwands kaum Überlegungen zur möglichen Gruppendynamik oder Gruppenstimmigkeit angestellt, wenn neue Mitarbeite dazu geholt werden (▶ Top im Job: »Einfach ein gutes Team«).

Daher passiert es häufig, dass sich Teammitglieder innerhalb der Arbeitsgruppe ihre eigene kleine Untergruppe suchen. Diese Gruppe besteht aus Personen, mit denen man sich gut versteht, von welchen man sich verstanden fühlt und mit deren Umgangsweise man sich wohl fühlt. In jenen Untergruppierungen entstehen gute Kollegenverhältnisse bis hin zu Freundschaften. In interkulturellen Teams kommt es zu stark kulturell geprägten Untergruppen. Jeder Mensch fühlt sich in einer Gruppe wohler, mit welcher er sich identifizieren kann, als in einer Gruppe, in welche er sich erst einfügen muss. Verbundenheit zu Kollegen mit demselben kulturellen Hintergrund und v. a. mit derselben Muttersprache zu empfinden, erscheint beinahe unumgänglich.

So kommt es zur Gruppenbildung, die sich nach Herkunftsland der Teammitglieder orientiert. Gruppenbildung kann für ein Team Chancen und Grenzen bedeuten. Sie können für das Klima förderlich sein, da Freundschaften und Verbundenheit die Stimmung während der Arbeit hebt. Andererseits kommt es auch zum Ausschluss einzelner Mitarbeiter oder ganzer Gruppen. Es kann sein, dass manche Personen nicht gefragt werden, ob sie mitessen oder zu privaten Treffen kommen wollen. Auch die Sprache hat hier wieder großen Einfluss, da es schwierig ist, Anschluss an eine Gruppe zu finden, deren Sprache man nicht versteht. Auch wenn oft darum gebeten wird, während der Arbeit Deutsch zu sprechen, ist es unter Mitarbeitern aus demselben Herkunftsland üblich, sich in der Muttersprache zu unterhalten. Außenstehende können dem Gespräch nicht folgen, der Anschluss an diese Untergruppe ist nicht möglich. Man fühlt sich nicht nur ausgeschlossen, es kommt auch zu schwerwiegenden Missverständnissen und Konfliktsituationen.

Woran wir glauben

Obwohl Religion nicht immer zwangsläufig mit dem Herkunftsland zu tun hat, kann sie aber, wie auch die Sprache, als kultureller Aspekt verstanden werden. Durch Religionen werden Kulturen maßgeblich geprägt. Sie hinterlassen in den Menschen und ihren Mentalitäten Spuren, ob sie sich bewusst für eine Religion entscheiden und sie daher auch leben oder nicht.

Gebote und Verbote bestimmen oft das Leben stark religiöser Menschen. Nicht selten finden diese Einzug in den Arbeitsplatz und geben anderen Mitarbeitern das Gefühl, eingeschränkt zu werden. Das Nichtakzeptieren einer Religion und deren Auswirkungen beherbergt großes Konfliktpotenzial.

Schwester Melinda arbeitet als Krankenschwester in Österreich und ist Siebenter-Tags-Adventistin, also Mitglied einer Freikirche, die in Österreich nicht anerkannt ist. Siebenter-Tags-Adventisten würdigen nicht wie Katholiken oder Protestanten den Sonntag, sondern den Samstag bzw. den Sabbat, der mit dem Sonnenuntergang am Freitag beginnt und mit dem Sonnenuntergang am

▼

Samstag endet. An diesem Tag sollte in die Kirche gegangen, nicht gearbeitet und keinen Vergnügen nachgegangen werden.

Schwester Melinda versucht sich den Samstag freizuhalten. Es ist ihr sehr wichtig, diesem Aspekt ihres Glaubens nachzukommen. Als sie auf der Station anfing, wurde sie immer wieder für den Samstag eingeteilt und musste ihre Samstagsdienste tauschen. Dies führte häufig zu Spannungen und Streitereien. Es gab vereinzelte Samstage, an denen keine ihrer Kollegen ihren Dienst übernehmen wollten. Wenn sie versucht ihre Situation zu erläutern, stößt sie auf Unverständnis. Die Kollegen sehen nicht ein, dass sie am Samstag nicht arbeiten soll. Sie fragen, was sie denn den ganzen Tag in der Kirche mache und ob es denn wirklich notwendig sei sich diesen Tag frei zu halten. Teilweise machen sie sich über die starke Gläubigkeit lustig.

Schwester Melinda wird nicht nur darin eingeschränkt, ihre Religion zu leben, sondern fühlt sich auch persönlich angegriffen. Ihre Religion ist Teil ihrer Identität und jede Kritik an ihrem Glauben ist gleichzeitig auch Kritik an ihr. Sie kapselt sich von den anderen Mitarbeitern ab, was negative Auswirkungen auf die Arbeitsleistung des Teams hat. Die anderen Krankenschwestern und -pfleger verstehen ihre Reaktion nicht: »*Sie kann ohnehin so viele Samstage tauschen. Sie braucht sich gar nicht beschweren!*«.

Wann macht wer Urlaub

Obwohl der Aspekt der Urlaubsplanung schon angeführt wurde (▶ Kap. 1), soll hier noch einmal kurz darauf eingegangen werden. Interkulturelle Teams definieren sich u. a. dadurch, dass sie aus Personen bestehen, die aus verschiedenen Teilen der Welt stammen. Viele haben ihre Familie zurückgelassen, um unter besseren Konditionen zu arbeiten. Nun gibt es verständlicherweise Situationen, in welchen die Familie besucht werden will. Regelmäßig wollen einzelne Personen drei bis vier Wochen Urlaub haben, um im weit entfernten Heimatland Verwandte zu besuchen. Häufig kommt es in der Weihnachtszeit oder in den Sommerferien dazu, denn immerhin wollen die Großeltern ihre Enkel sehen, es ist schließlich schon wieder fünf Jahre her.

Aber auch andere hätten gerne zumindest eine Woche in den Weihnachtsferien frei, um mit ihren Kindern Skifahren zu gehen oder bitten um zwei freie Wochen im Sommer – für eine Woche zahlt sich der teure Ägyptenurlaub nicht aus. Dies ist allerdings schwieriger zu realisieren, wenn ein Mitglied des Teams für einen Monat ausfällt. Nicht selten wird daher die Reise in die Heimat mit dem Ausspruch verwehrt: »*Dann nimm dir eben zehn Tage frei.*« Da sich eine Reise ans andere Ende Welt mit zehn Tagen nicht auszahlt, verzichten diese Mitarbeiter meist gänzlich auf den Urlaub und verschieben ihre Pläne auf das nächste Jahr, in dem es wieder zu denselben Diskussionen und Schwierigkeiten kommen wird.

5.3 Hauptprobleme mit den Patienten aus anderen Kulturen

Die Problematiken, die sich zwischen pflegenden und zu pflegenden Personen abspielen, sind jenen auf der reinen Teamebene ähnlich. Sie passieren v. a. durch Sprache, Mentalität und religiöse Ansichten. Leider kommt es auch immer wieder zu rassistischen Äußerungen.

Ich verstehe die Muttersprache der Anderen nicht

Im Gegensatz zu den sprachlichen Problemen innerhalb eines Teams, kann es zwischen pflegender und zu pflegender Person tatsächlich zu Schwierigkeiten aufgrund bestimmter Sprachdefizite kommen. Die Konflikte entstehen v. a. durch Ungeduld. Im stressigen Alltag des Kranken- und Pflegebereichs besteht oft keine Zeit, um auf die Patienten, Bewohner oder Angehörige, die evtl. nur brüchiges Deutsch sprechen, so empathisch einzugehen, dass klar verstanden werden kann, was gemeint ist. So kann es zu unfreundlichem Verhalten kommen, was sich in kleinen Gesten oder Mimik ausdrücken kann. Allein das Verschränken der Arme vor der Brust oder das Verdrehen der Augen geben dem, der verstanden werden will, ein unwohles Gefühl. Die Kooperationsbereitschaft sinkt.

Zusätzlich kann es zur ähnlichen Problematik kommen, wie auf der Teamebene. Unterhalten sich z. B. zwei pflegende Mitarbeite in ihrer Muttersprache vor Patienten oder Bewohnern, kann das als sehr unhöflich aufgefasst werden. Die zu pflegende Person weiß nicht, ob über sie gesprochen wird oder könnte den Tonfall missinterpretieren, da sich fremde Sprachen oft unfreundlich und aggressiv anhören können, wenn sie nicht verstanden werden. So fühlen sich Patienten bzw. Bewohner oft unwohl, ausgeschlossen und vielleicht sogar beleidigt. Es kommt zu gespannter Stimmung.

Mentalität – Jeder tickt anders

Die Problematik der Mentalität schlägt sich auf der Patientenebene ebenso nieder, wie auf der Teamebene. Durch bestimmte Verhaltensmuster und ungewohnte Umgangsformen der anderen Kultur werden Personen schwer zu interpretieren. Sie werden missverstanden oder pflegende Personen fühlen sich gekränkt, weil die Mentalitäten der Patienten oder Bewohner beleidigende Aspekte haben.

Der neue Bewohner, Herr Mamdouh, kennt es nicht, dass ihm eine Frau Anweisungen gibt. Die Pflegehelferin sagt ihm mit nachdrücklich, dass er seine Tabletten nehmen müsse. Herr Mamdouh fühlt sich persönlich angegriffen. Von einer Frau lasse er sich nichts sagen. Das sei gegen seinen Stolz. Die Pflegehelferin will erklären, dass sie ihm nichts anordnen will, sondern dass es um seine Gesundheit gehe. Er aber geht nicht darauf ein. Eine Frau habe ihm nichts zu befehlen. Er könne selbst über seine Gesundheit entscheiden.

▼

Die Pflegehelferin wird ungeduldig und fühlt sich gekränkt. Ihre Kompetenz wird aufgrund ihres Geschlechts in Frage gestellt. Sie sagt dem Bewohner mit scharfem Ton ihre Meinung. Wenn sie ihm nichts zu sagen habe, dann solle er doch selbst entscheiden, ob er die Tabletten nimmt oder nicht. Wenn er sie aber nicht nimmt, dann übernehme sie keine Verantwortung dafür, dass es ihm schlecht gehen wird. Wenn er niemanden brauche, der ihn pflege, dann solle er doch aufstehen und nach Hause gehen.

Die Pflegehelferin zieht wütend ab. Herr Mamdouh aber nimmt die Tabletten und schafft es von jenem Zeitpunkt an, auf die pflegenden Mitarbeiterinnen und auch auf die Ärztinnen zu hören.

Woran wir glauben

Wie schon erwähnt ist Religion an Gebote und Verbote gebunden und macht einen wichtigen Teil des kulturellen Unterschieds aus. Die Religionen von Patienten und Bewohnern können Konflikte und Einschränkungen der Arbeit im Gesundheits- und Krankenpflegebereich zur Folge haben.

Frau Bering gehört zu den Zeugen Jehovas. Sie lehnt daher Bluttransfusionen ab. Die Ärztin, Dr. Schäfer, die ihre Arbeit sehr ernst nimmt und diese gründlich machen will, versucht Frau Bering davon zu überzeugen, dass eine Bluttransfusion ihre Chancen wieder gesund zu werden, erheblich steigern könnte. Frau Bering ist aber nicht von ihrer Überzeugung abzubringen.

Dr. Schäfer ist entrüstet. Sie kann überhaupt nicht nachvollziehen, wie jemand den Glauben über die Gesundheit stellen kann. Sie selbst ist ohne Bekenntnis und empfindet Religion generell eher als Aberglauben, zeigt sich aber normalerweise gläubigen Menschen gegenüber immer sehr verständnisvoll und tolerant.

Nun findet sie sich aber in einer Situation, welche sie stark bewegt. Sie will mit Frau Bering auf einer sachlichen Ebene disku-

▼

tieren und sich erklären lassen, was an ihrem Glauben sie wirklich daran hindere, die Bluttransfusion machen zu lassen – immerhin hänge davon ihre Gesundheit ab. Frau Bering bleibt aber bei ihrem Standpunkt. Eine Transfusion komme nicht in Frage, das gehöre zu ihrer Überzeugung. Frau Dr. Schäfer zeigt immer noch keinerlei Verständnis dafür. Kopfschüttelnd und verzweifelt versucht sie zu argumentieren. Da sie auf Stein stößt sagt sie: »*Seien Sie vernünftig und glauben Sie mir! Es ist nur eine kleine medizinische Maßnahme, mehr nicht. Die Medizin kann Sie retten, Ihre Religion nicht, das kann ich Ihnen versprechen!*«

Frau Bering ist nun ebenso entrüstet wie die Ärztin, die ihre Religion soeben nicht nur angezweifelt hat, sondern sich herausgenommen hat, sich über sie zu stellen. Die Patientin lässt sich nicht mehr von dieser Ärztin, zu welcher sie ein Vertrauensverhältnis aufgebaut hatte, behandeln.

Rassismus – schwarz oder weiß

Leider kommt es auch im Kranken- und Pflegebereich immer wieder zu Problemen aufgrund rassistischer Einstellungen, meist von Seiten der zu Pflegenden.

Herr Nyekundu befindet sich in Österreich in der Ausbildung zum Pflegehelfer. Die Ausbildung gefällt ihm, seine Noten sind gut und er ist sehr motiviert. Er kommt ursprünglich aus Nigeria, ist aber schon seit einiger Zeit in Österreich. Er beherrscht die Sprache perfekt und ist gut integriert.

Es kommt zum ersten Praktikum, in welchem er in einem Altenheim arbeitet. Die Kollegen sind freundlich. Die Bewohner skeptisch und lehnen ihn ab. Viele wollen sich nicht von ihm pflegen lassen. Manche Damen scheinen sich zu fürchten. Andere beschimpfen ihn. Er wird vermehrt »Nigger« genannt, seine Haut wird als schmutzig bezeichnet und ihm wird gesagt, dass er stinke.

▼

Herr Nyekundu erlebt nicht nur Ablehnung oder Angst, sondern teilweise sogar Hass. Er muss erkennen, dass die ältere Generation immer noch stark vorurteilsbehaftet ist. Er sieht sich gezwungen, die Ausbildung abzubrechen, da er die zu erwartende Ablehnung nicht erfahren möchte.

5.4 Identität und Kultur

Es gibt viele philosophische Abhandlungen über den Begriff der Identität. In diesem Buch wird Identität vereinfacht als das Zusammenspiel mehrerer Faktoren bezeichnet, die den Menschen als Individuum ausmachen.

Jeder Mensch definiert sich anders. Einige sehen sich selbst als den Schnittpunkt ihrer Arbeit, ihrer Erfahrungen und ihrem Körper, andere finden ihre Identität in ihrer Familie, ihrem sozialen Umfeld und ihrer Religion. Manche setzen ihre Identität mit ihrer Persönlichkeit gleich, andere mit ihren Einstellungen, Werten und Normen.

> Identität kann nicht objektiv betrachtet werden. Identität ist in jedem Fall subjektiv und persönlich.

Daher sind Angriffe auf die Identität besonders kränkend. »*Nehmen Sie das nicht persönlich.*« Wie ist es möglich, etwas nicht persönlich zu nehmen, wenn es die eigene Identität betrifft? Immerhin ist die eigene Identität doch das persönlichste das der Mensch besitzt.

Kultur ist Bestandteil der eigenen Identität. Kaum ein Individuum kann der Kultur als identitätsbildendem Faktor entkommen. Nun wird, wie in vorhergehenden Beispielen gezeigt wurde, nicht selten die Kultur kritisiert. Dabei besteht noch kein Bewusstsein dafür, dass sich Menschen durch derartige Beurteilungen persönlich angegriffen fühlen. Oft ist die heftige Reaktion auf Aussagen über Religion oder Mentalität überraschend und stößt auf Unverständnis. Wieso aber sollte nicht heftig reagiert werden, wenn es zu einem persönlichen Angriff, zu einer Bedrohung der Identität, gekommen ist?

5.5 Lösungsansatz Verständnis

Der Versuch und der Wille zu verstehen machen den Unterschied.
(Stephanie Mörz)

Konflikten, die ihre Wurzeln in der Interkulturalität im Gesundheits- und Krankenpflegebereich haben, kann durch den Versuch der Verständnisaufbringung vorgebeugt werden.

Es ist nicht leicht zu verstehen, warum eine Patientin keine Bluttransfusion haben will oder warum der Kollege sich unentwegt darüber beschwert, dass nicht Deutsch gesprochen wird. Aber alleine der Versuch Verständnis für die andere Person aufzubringen, wird das Zusammenarbeiten in kulturell heterogenen Teams erleichtern.

Versetzen Sie sich in die Kollegin, die ihre Mutter seit Jahren nicht gesehen hat und endlich wieder in ihr Heimatland fliegen möchte. Versuchen Sie sich, daran zurückzuerinnern wie es war, als man selbst noch kein Deutsch sprechen konnte und sich ausgeschlossen gefühlt hat – so müssen sich die Mitarbeiter fühlen, wenn man mit der befreundeten Kollegin in der Muttersprache spricht. Wie wichtig war den eigenen Großeltern die Sonntagsmesse, das Essen und Beisammensein danach– vielleicht verhält es sich mit dem Sabbat ähnlich.

Es ist vermutlich nicht möglich, den anderen komplett zu verstehen oder seine Beweggründe nachzuvollziehen. Aber alleine der Versuch und die Bereitwilligkeit zu verstehen, werden den Umgang mit der anderen Kultur erleichtern. Der Versuch macht den Unterschied und kann harmonische Zusammenarbeit ermöglichen.

…Noch einmal Schwester Melinda…Es war schwierig auf der Station anzufangen und jeden Samstag frei zu bekommen. Aber Schwester Melinda hat sich nicht abbringen lassen. Obwohl es sie persönlich getroffen hat, dass ihre Teamkolleg ihr kein Verständnis für ihre Religion entgegen gebracht und den Glauben sogar als

▼

lächerlich abgestempelt hatten, hat sie weder die Station gewechselt noch ist sie an Samstagen, an welchen sie arbeiten musste, krank geworden. Sie fing an, alle Dienste zu übernehmen, die andere Schwestern und Pfleger nicht machen wollten. Sie arbeitete an Feier- und Ferientagen, machte unangenehme Nachtdienste und sprang sofort ein, wenn jemand ausfiel. Sie entlastete ihre Kollegen, die ihr dadurch den freien Samstag nicht mehr verwehren wollten. Sie hatten erkannt, wie wichtig Schwester Melinda der Sabbat war. Mittlerweile wird sie für Samstage nicht mehr eingetragen. Die Konflikteskalation wurde durch ihren Einsatz und das letztendlich entstandene Verständnis des Teams verhindert.

✅ **Praxistipp**
> Zum Abwenden von Konflikten durch Kulturunterschiede könnten Seminare zu den Themen »Interkulturelle Pflege«, »Interkulturelle Teamarbeit« oder »Kultursensible Altenpflege« besucht werden.

Fazit
Kulturelle Heterogenität prägt den Gesundheits- und Krankenpflegebereich enorm. Sie kann Nährboden für vielerlei Konflikte sein, denen dadurch vorgebeugt werden kann, dass Führungskräfte, Mitarbeiter, Patienten und Bewohner versuchen, die Kulturunterschiede und die damit einhergehenden Bedürfnisse und Verhaltensweisen zu verstehen. Es kann zwar keine vollständige Akzeptanz erwartet werden, allerdings macht alleine der Versuch, eine Person in Hinblick auf ihre kulturelle Prägung und ihren kulturellen Hintergrund zu verstehen, die Zusammenarbeit einfacher und harmonischer.

Weitere Lösungsansätze zur aktiven Konfliktaufarbeitung

Hilf mir es selbst zu tun! (Maria Montessori)

Das sollte Ziel von allen internen und externen Angeboten zur Konfliktaufarbeitung sein.

Sowohl für Führungskräfte als auch für Mitarbeiter ist von großer Bedeutung, dass sie an der Ausarbeitung von passenden Lösungsoptionen beteiligt werden, es sozusagen »selbst tun«. Wird die Lösung zu rasch vorgegeben, wird sie meist nur von kurzer Dauer sein. Häufig kommt es zur sog. Wiederholungsschleife von immer wiederkehrenden Konfliktsituationen. Es kann auch zu Abwehr oder Verweigerung kommen.

Doch nicht immer können Lösungsansätze zur Zufriedenheit aller Beteiligten gefunden werden. In diesem Fall sollte sehr zielorientiert, z. B. in einem Teamcoaching, an der Lösungsfindung gearbeitet werden. Doch bevor ganze Systeme durch eine Konfliktsituation zum Stillstand kommen, sollten Führungskräfte Verantwortung übernehmen, einschreiten und Lösungen vorgeben. Zu lange Diskussionen um passende Lösungen können ganze Systeme und Arbeitsabläufe blockieren.

✔ **Praxistipp**
Beobachten Sie Konfliktsituationen und holen Sie sich Unterstützung durch interne und externe Spezialisten zur raschen und effizienten Aufarbeitung von Konflikten.

Meist können Spezialisten durch ihre »neutrale Sicht« rascher und zielorientierter arbeiten als am Konflikt beteiligte Personen. Erstellen Sie eine Konfliktanalyse und entscheiden Sie dann welche

Methode, welcher interne oder externe Spezialist für die Konfliktsituation als geeignet erscheint.

6.1 Mediation

Viele Dinge würden sich durch eine Zusammenführung der
beiden Streitparteien leichter bewältigen lassen. (Altenfachbetreuerin)

Was ist Mediation?

Mediation ist im Gesundheits- und Krankenpflegesystem eine
relativ neue, teilweise noch kaum bekannte Methode zur Konfliktbearbeitung und -bewältigung im Alltag und Umfeld sozialer, pflegender und betreuender Einrichtungen bzw. Berufsgruppen. Viele
Menschen, die den Begriff Mediation kennen, ordnen ihn zunächst
Bereichen wie z. B. der Familie zu. Die weithin bekannteste Form
der Mediation ist die Scheidungsmediation. Aus den Medien ge-
läufig sind darüber hinaus Baumediation, Umweltmediation, Mediation in Schulen und evtl. noch der neuere Ansatz der Lehrlings-
mediation.

Für das Gesundheits- und Krankenpflegewesen hilfreich und
äußerst brauchbar ist die Wirtschaftmediation. Diese kann im
Bereich sozialer Organisationen neue Aspekte und Sichtweisen ermöglichen und dazu beitragen, Konflikte »wirtschaftlich« zu lösen.
Der Kostenfaktor spielt in sozialen Einrichtungen heute eine wichtige Rolle. Auch Krankenhäuser, Tageszentren und Alten- und Pfle-
geheime müssen zunehmend kostendeckend bzw. gewinnbringend
arbeiten, was den Fokus auch auf eine möglichst gute, funktionierende Konflikt- und Kommunikationskultur lenkt. Aus Unterneh-
menssicht sind ungelöste Konflikte und deren Folgeerscheinungen
eines: ein Faktor, der Kapital und wertvolle Ressourcen »verschlingt«,
die anderweitig besser eingesetzt werden könnten.

Mediation

Eine Mediation kann dann hilfreich sein, wenn Konflikte in der Eskalationsstufe nach oben wandern, wenn Führungskräfte am Konflikt beteiligt sind, wenn ein Lösung mit internen Methoden nicht mehr möglich erscheint, wenn mehrere Teams beteiligt sind, oder die Situation sich so verhärtet hat, dass ein »neutraler« Dritter benötigt wird, um den Konflikt professionell aufarbeiten zu können.

Mediation hat das Ziel eine für alle beteiligten Personen annehmbare und akzeptable Lösung zu erarbeiten, eine Win-Win-Situation zu schaffen. Nur in diesem Fall können Lösungen beidseitig angenommen und Zusammenarbeit ermöglicht werden.

Mediation kann auch dazu genutzt werden, Veränderungsprozesse in Unternehmen konstruktiv (und verkürzend) zu begleiten, welche ansonsten nicht selten mit langen, unproduktiven Konfliktphasen verbunden sind, was gerade im Pflegebereich, wo häufige Gesetzes- und Richtlinienänderungen stattfinden, von großem Nutzen sein kann.

Einsatzmöglichkeiten der Mediation

Mediation kann eingesetzt werden bei Konflikten zwischen allen Menschen, die im Gesundheitssystem wirken, sei es als Mitarbeiter, Angehöriger, Patient, Klient, Bewohner, Führungskraft oder Repräsentant eines Trägers, Vereins, einer Organisation, Holding oder GmbH unabhängig ihrer Funktion, Ausbildung oder Kultur. Auch bei Firmenübernahmen und -nachfolgen, der Erarbeitung neuer Dienstformen und -zeiten und allen Situationen, die sich in der Vergangenheit als konfliktträchtig erwiesen haben, wie z. B. der Urlaubsplanung, bietet sich die Mediation an.

Mediation kann nicht oder nur begrenzt eingesetzt werden bei:
- bereits hoch eskalierten Konflikten,
- Konflikten, bei denen bereits Drohungen ausgesprochen wurden,

- Unausgewogenheit und Abhängigkeit,
- einem Mangel an sprachlichem Verständnis oder zu geringer sprachlicher Ausdruckfähigkeit.

Was macht der Mediator

Mediatoren sind neutrale Vermittler zwischen den Konfliktparteien und als solche durch professionellen Umgang mit Emotionen und Beziehungen um Ausgleich und Versöhnung bemüht (▶ Ablauf einer Mediation: ◘ Abb. 6.1). Als »fachkundige Dolmetscher« zwischen den Konfliktparteien sind sie in der Lage, bei unbekannten und komplexen Fallkonstellationen aktiv zuzuhören und das Gehörte in eine für das Gegenüber verständliche Form zu transferieren. Mit Hilfe der Technik der Mediation führen sie als neutraler und unparteiischer Dritter die Parteien zu einer vertragsfähigen, für alle Seiten annehmbaren und damit nachhaltigen Konfliktlösung: der Konsens wird durch die Parteien selbst erarbeitet. (Wirtschafts)mediatoren sind darüber hinaus die Katalysatoren im zukunftsorientierten Konfliktlösungsprozess und unterstützen und steuern diesen, ohne inhaltlich in die Entscheidungsbildung einzugreifen.

Zu ihren Aufgaben gehört es,

- die Rahmenbedingungen für einen fairen Mediationsprozess zu schaffen,
- auf die Kommunikations- und Umgangsregeln zu achten und den Dialog der beteiligten Parteien zu ermöglichen,
- als Moderator den Gesprächsverlauf zu leiten,
- auf die hinter dem Konflikt liegenden Interessen, Bedürfnisse und Wünsche zu achten,
- dafür zu sorgen, dass Vereinbarungen erarbeitet werden, die von allen Parteien angenommen werden können,
- stets wert- und urteilsfrei mit den besprochenen Themen umzugehen,
- die Konfliktparteien bei der Lösungsfindung zu unterstützen,

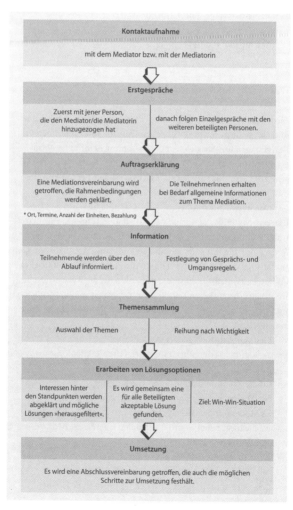

Kontaktaufnahme

mit dem Mediator bzw. mit der Mediatorin

Erstgespräche

Zuerst mit jener Person, die den Mediator/die Mediatorin hinzugezogen hat

danach folgen Einzelgespräche mit den weiteren beteiligten Personen.

Auftragserklärung

Eine Mediationsvereinbarung wird getroffen, die Rahmenbedingungen werden geklärt.

Die TeilnehmerInnen erhalten bei Bedarf allgemeine Informationen zum Thema Mediation.

* Ort, Termine, Anzahl der Einheiten, Bezahlung

Information

Teilnehmende werden über den Ablauf informiert.

Festlegung von Gesprächs- und Umgangsregeln.

Themensammlung

Auswahl der Themen

Reihung nach Wichtigkeit

Erarbeiten von Lösungsoptionen

Interessen hinter den Standpunkten werden abgeklärt und mögliche Lösungen »herausgefiltert«.

Es wird gemeinsam eine für alle Beteiligten akzeptable Lösung gefunden.

Ziel: Win-Win-Situation

Umsetzung

Es wird eine Abschlussvereinbarung getroffen, die auch die möglichen Schritte zur Umsetzung festhält.

▫ Abb. 6.1 Mediationsablauf

ihre eigene Meinung zurückzuhalten und keine Lösungsvorschläge vorzugeben,

den Mediationsverlauf zu dokumentieren und Vereinbarungen schriftlich festzuhalten,

Inhalte, Themen, Lösungsvorschläge etc. vertraulich zu behandeln (Schweigepflicht!).

Wie findet man einen geeigneten Mediator

Folgende Punkte können hilfreich sein, um einen für den jeweiligen Konflikt geeignete Mediator zu finden:

Qualifikation: Kann der Mediator eine fundierte Ausbildung und auch spezielle Zusatzqualifikationen (z. B. Wirtschaftsmediation), welche für Ihren Fall hilfreich wären, vorweisen?

In Österreich: Ist der Mediator in der Liste der Mediatoren des Justizministeriums eingetragen? (kann über das Internet eingesehen werden)

Sind weitere fachliche Kompetenzen vorhanden, z. B. Tätigkeit als Unternehmensberater, Coach oder Supervisor?

Bei komplizierten Konflikten in Betrieben, Organisationen, wo der rechtliche Bereich eine wichtige Rolle spielt, empfiehlt es sich ein Mediatorteam zu wählen, das auch die rechtliche Seite durch einen Juristen im Team abdecken kann.

Neben der fachlichen Kompetenz ist auch die persönliche Kompetenz des gewählten Mediators von entscheidender Bedeutung

Stellen Sie sich die Frage: Wie war der Erstkontakt mit dem gewählten Mediator? Verlassen Sie sich dabei auf Ihr Gefühl und Ihre Intuition!

Hat Sie der Mediator ausreichend über die Möglichkeiten und Grenzen der Mediation informiert?

Wurde die Auftragsklärung besprochen und der Kostenfaktor geklärt?

Wurde der zeitliche Rahmen besprochen?

Interner oder externer Mediator?

Eine in Mediation geschulte Führungskraft kann viele Tools aus der Mediation in ihren Arbeitsalltag einbringen und damit die Konfliktkultur im Bereich der Gesundheits- und Krankenpflege enorm verbessern. Empfehlenswert ist es jedoch, bei eskalierenden Konflikten und Konflikten, in welche die Führungskraft selbst involviert ist, unbedingt einen externen Mediator hinzuzuholen. Eine kompetente Führungskraft wählt die Person aus und stellt den Erstkontakt her. Nach der Auftragsklärung kann die Mediation ihren Verlauf nehmen.

Eine Führungskraft oder ein Mitarbeiter als Mediator kann nur dann als neutraler Dritter fungieren, wenn er die teilnehmenden Personen nicht persönlich kennt, nicht selbst in den Konflikt involviert ist, unparteiisch handelt und agiert. Möglichkeit im Pflegebereich gibt es hierfür am ehesten in größeren Institutionen, wo geschulte Mitarbeite und Führungskräfte bei Konflikten auf anderen Stationen, in anderen Bereichen eingesetzt werden können. Außerhalb ihres eigenen Arbeitsbereiches erreichen sie eine gewisse Unparteilichkeit, wobei die neutrale Rolle auch dann nicht vollends eingenommen werden kann.

> Man traut sich noch nicht so recht. Das sind dann so Versagensängste: weil ich das nicht schaffe, muss ich mir jemanden von außen holen. Das finde ich aber gar nicht gut, denn ich habe mein Fachwissen und der hat den Außenblick, der schaut sich meine Situation und die von meinem Gegenüber an und schaut, wohin wir gemeinsam gehen können. (Stationsleitung)

Externe Mediator hinzuzuholen bietet eine große Chance für pflegende Einrichtungen um Konflikte nachhaltig lösen zu können. Der Mediator kann unparteiisch agieren und handeln und so Streit- und Konfliktparteien auf dem Weg der Lösungsfindung begleiten, ohne die eigenen Interessen oder jene der Institution einzubringen. Nur dann können Lösungen gefunden werden, die von allen Konfliktparteien getragen werden können und Vereinbarungen getroffen werden, welche nachhaltig bestehen bleiben.

Grundsätze der Mediation in Unternehmen

— Der Mediator wird extern, als neutrale Instanz hinzugezogen, er ist »allparteilicher Dritter« – diese Rolle wird auch mit allen Teilnehmern abgeklärt.

— Im Rahmen einer Konfliktdiagnose wird festgestellt, ob Mediation die geeignete Methode für die Behandlung des konkreten Konflikts ist.

— Die Zahl der Teilnehmer steht fest, eine Mediation macht dann Sinn, wenn alle Konfliktparteien teilnehmen.

— Es gilt das Prinzip der Freiwilligkeit! Keiner sollte zur Teilnahme an einer Mediation gezwungen werden, diese wäre in einem solchen Fall von vornherein zum Scheitern verurteilt.

— Alle Teilnehmer wissen über den Ablauf und die Ziele einer Mediation Bescheid und wurden ausreichend über ihre Rechte und Pflichten informiert. Auch eine Ausstiegsmöglichkeit für Teilnehmer sowie Mediator wird vorab vereinbart.

— In der Mediationsvereinbarung werden die Höhe des Honorars sowie die Kostenübernahme und eine evtl. schriftliche Dokumentation der Mediation festgehalten.

— Die Richtlinien im Umgang miteinander während der Konfliktbehandlung und Lösungsfindung werden vorab gemeinsam festgelegt; die Beteiligten übernehmen Eigenverantwortung.

— Erfolgskriterien werden gemeinsam definiert, hinsichtlich der möglichen Lösungsoptionen herrscht Ergebnisoffenheit.

— Eine auf die Situation abgestimmte Vorgehensweise bzw. Methode wird gewählt.

Der lösungsorientierte Beratungsansatz

Für den zeitlich mit wenigen Ressourcen ausgestatteten Bereich der Gesundheits- und Krankenpflege besonders interessant erscheint die Verknüpfung des Mediationsverfahrens mit dem sog. lösungsorientierten Beratungsansatz von Bamberger. Der Fokus hierbei liegt, wie der Name schon sagt, auf dem raschen und effizienten Finden von Lösungen durch die Konfliktparteien. Dem immer wieder geltend gemachten Faktor des Zeitmangels in pflegenden Institutionen und Teams kann durch den Einsatz dieses Beratungsmodelles vermutlich am besten entsprochen werden.

Phasen des lösungsorientierten Beratungsansatzes

- **Ressourcenorientiertheit**: Durch die Bewusstmachung der Kompetenzen der Teilnehmer (z. B. Wissen, Erfahrung, Begabung) bewirkt der Mediator, dass die Beteiligten selbst Lösungsorientierung entwickeln.
- **Lösungen konstruieren statt Probleme analysieren**: Die Konzentration liegt von Anfang an nicht in der Bearbeitung des Problems, sondern in der Suche nach konkreten Lösungen. Diese erreicht man bei einer solchen Vorgangsweise äußerst schnell, oft reichen kleine Veränderungen im Teilsystem bereits aus, um eine positive Veränderung des Gesamtsystems herbeizuführen.
- **Nur anstehende Probleme lösen**: Es werden nur Lösungen für jene Probleme gesucht, welche von den Teilnehmern wahrgenommen und benannt werden. Andere Konflikte und Konfliktpotenziale, die während der Mediation aufgedeckt werden, werden nicht behandelt, da sie von den Teilnehmern nicht als solche erkannt wurden.
- **Alternative Verhandlungsmethoden entwickeln**: Im Laufe der Mediation werden unterschiedliche Lösungsoptionen erarbeitet. Die Teilnehmer erhalten die Möglichkeit, mit Hilfe ihrer lösungsorientierten Kompetenzen aus diesen Ansätzen, den für sie idealen auszuwählen.

Fr. Braun, eine 94-jährige Dame, lebt alleine in ihrem Haus in Graz. Ihre Tochter lebt in Niederösterreich und pendelt mehrmals die Woche zwischen Graz und Niederösterreich hin und her um ihre Mutter im Alltag zu unterstützen. Fr. Huber (Tochter von Fr. Braun)

▼

belastet das ständige Pendeln sehr, sie hat kaum mehr Zeit für ihre eigene Familie, hat bereits Schlafstörungen, welche auf Stress und Überbelastung hinweisen. Fr. Braun hat bis zu ihrem 94. Lebensjahr selbstständig gelebt und möchte dies auch weiterhin tun. Eine mobile Pflege komme »nicht ins Haus«.

Fr. Huber wendet sich telefonisch mit der Bitte an mich als Mediatorin, ihre Mutter doch zu überzeugen in ein Altenheim zu ziehen. Ich erklärte daraufhin Fr. Huber, was Mediation ist und was nicht und dass Mediation versucht, die für beide Seiten bestmöglichste Lösungsoption zu finden. Meine Rolle und Aufgabe als Begleiterin und Vermittlerin konnte Fr. Huber annehmen. Ziel des erstens Treffens war die Klärung der Methode der Mediation und meiner Rolle als Mediatorin, das Aufbauen des Vertrauens und das Vereinbaren des nächsten Termins.

Fr. Braun war sehr aufgeregt, äußerte ihre Bedenken, dass Ihre Tochter bereits einen Heimplatz für sie reserviert habe und dass die Mediation nur dazu dienen solle, sie zu überreden. Nachdem ich Fr. Braun versichern konnte, das dies weder meiner Rolle als Mediatorin noch meiner Aufgabe entspricht, konnte sie sich beruhigen und stimmte einer Mediationseinheit mit ihrer Tochter zu.

Ich klärte noch einmal die Chancen und Grenzen der Mediation und meine Rolle als Mediatorin. Fr. Braun sollte ihre Situation schildern und ihre Wünsche äußern. Fr. Huber sollte ihrer Mutter zuhören ohne zu unterbrechen. Fr. Braun formulierte folgende Wünsche:
- bis zum Tod im Haus bleiben,
- weiterhin selbst entscheiden,
- Besuch und Unterstützung von Tochter und Enkelkindern,
- keine Bevormundung oder ein »Austricksen«,
- ehrlicher und offener Umgang.

Fr. Huber fiel es schwer zuzuhören. Immer wieder wollte sie ihre Mutter unterbrechen und sich rechtfertigen. Meine Rolle war es, Fr. Huber auf unsere Vereinbarung hinzuweisen, welche besagt,

▼

dass jeder von beiden zu Wort kommen soll ohne vom anderen unterbrochen zu werden. Fr. Huber bekam dann die Aufgabe, Gehörtes wiederzugeben und in eigenen Worten zusammenzufassen.

Nun sollte Fr. Huber ihre Situation, ihre Bedürfnisse und Sorgen formulieren. Fr. Braun hörte zu, immer wieder standen ihr Tränen in den Augen. Es fiel ihr schwer, das Gehörte wiederzugeben, da es sie zutiefst berührt hatte.

Ich bot den beiden Damen an, den Raum zu verlassen und in ihrer Entscheidung über den weiteren Verlauf nachzudenken und dabei auf Bauchgefühl und Herz zu hören. Als ich zurückkam, standen sie in liebevoller Umarmung beieinander, beide mit Tränen in den Augen. Aussage von Fr. Braun: »*Es tut mir so leid, ich habe nur an mich gedacht, habe vergessen, dass auch du ein eigenes Leben hast.*«

Aufgrund der für den Mediationsverlauf sehr positiven Emotionalität brachte ich den Vorschlag ein, ein nächstes Treffen zu vereinbaren und schlug den Damen vor, den Nachmittag gemütlich bei Kaffee und Kuchen ausklingen zu lassen.

Ein nächstes Treffen wurde vereinbart Zu dem weiteren Termin kam es nicht mehr. Fr. Huber rief mich an und teilte mir mit, dass ihre Mutter 3-mal wöchentlich eine Heimhilfe in Anspruch nehmen wird, 1-mal wöchentlich wird sie selbst ihre Mutter unterstützen.

Nicht immer ist die Lösung so nahe und verläuft die Mediation so positiv. Meist braucht es 4–10 Mediationseinheiten bis eine für beide Parteien zufriedenstellende und annehmbare Lösung gefunden werden kann. Sehr selten kommt es zu keiner Lösung.

Wichtig, um zu einer Lösung zu gelangen, war in diesem Beispiel das aktive Zuhören, das Formulieren von Wünschen und Bedürfnissen. Der Weg scheint einfach, ist aber für viele Menschen schwierig zu bestreiten (◘ Tab. 6.1).

☐ **Tab. 6.1** Ziele der Konfliktaufarbeitung durch Mediation

Konfliktthema	Mögliche Ziele
Zusammenlegung zweier Stationen	Annäherung der beiden Konfliktparteien erreichen Gesprächs- und Kommunikationsregeln erarbeiten Unterstützen beim Abbau von Vorurteilen Konfliktregeln erarbeiten Wünsche, Erwartungen und Bedürfnisse abklären Verständnis und Empathie für alle Mitarbeiter in der neuen Situation aufbauen Ängste und Sorgen der Mitarbeiter an- und aussprechen Erarbeiten eines strukturierten Tagesablaufs Arbeitsabläufe und Zuständigkeitsbereiche klären Dienstplan oder Urlaubsplan erarbeiten Eigenverantwortung der Mitarbeiter stärken Gemeinsamkeiten hervorholen und stärken
Neuregelung der Dienstzeiten	Aktives Zuhören Ängste der Mitarbeiter z. B. Verlust von Privilegien, gewohnten Strukturen und Dienstformen, Gewohnheitsrechten usw. aufzeigen, diskutieren, abbauen Wünsche, Bedürfnisse, Erwartungen abklären Mitarbeiter zur aktiven Mitgestaltung anregen Verständnis und Empathie aufbauen Eigenverantwortung der Mitarbeiter stärken Gewinn der neuen Regelung hervorheben
Führungskraft übernimmt eine Station	Positives Gesprächsklima aufbauen Kommunikations- und Konfliktregeln erstellen Aktives Zuhören von Mitarbeitern und Führungskraft trainieren Ängste, Sorgen, Wünsche, Bedürfnisse und Erwartungen abklären Verständnis und Empathie aufbauen Führungskraft einladen, ebenfalls Wünsche, Erwartungen, Bedürfnisse mitzuteilen Gemeinsamkeiten hervorholen, stärken Faktoren für eine gelingende Zusammenarbeit erarbeiten Teamregeln erstellen Kommunikations- und Konfliktregeln erstellen Gemeinsame Ziele erarbeiten

◻ **Tab. 6.1** (Fortsetzung)

Konfliktthema	Mögliche Ziele
Streit zwischen Mitarbeitern zweier Nationalitäten	Auf respektvolles, achtsames Gesprächsklima achten Aktives Zuhören – beide Seiten beschreiben ihre Situation (bekommen gleich viel Zeit, hören einander zu) Mitteilen der Wünsche und Bedürfnisse Verständnis und Empathie für die jeweilige »andere« Kultur, Nationalität aufbauen Fokus auf die gemeinsame Zusammenarbeit und Zukunft richten Erarbeiten: Wie soll die künftige Zusammenarbeit aussehen? Was braucht es von A und B damit diese gelingt? Vereinbarungen treffen und unterschreiben
Beschwerde von Angehörigen	Positives Gesprächsklima schaffen Aktives Zuhören möglich machen Beteiligte Angehörige als auch Führungskraft können Erlebtes kurz beschreiben Gefühle zur erlebten Situation ansprechen, benennen Fokus nach vorne richten Wie kann und soll die Zukunft aussehen? Was ist jedem wichtig? Wünsche und Bedürfnisse formulieren Verständnis und Empathie aufbauen Was kann jeder dazu beitragen, dass die gewünschte Veränderung erreicht wird? Ziele vereinbaren Vereinbarung unterschreiben Weiteren Gesprächstermin vereinbaren
Konflikt zwischen zwei Patienten auf einer onkologischen Station (Patient A möchte früh schlafen gehen, am Abend seine Ruhe haben, Patient B möchte bis Mitternacht aktiv sein Zimmer nützen können)	Möglichkeit eines ungestörten Gesprächsrahmens schaffen Aktives Zuhören ermöglichen - beide Seiten beschreiben ihre Sicht Möglichkeit schaffen, damit beide Konfliktparteien Gefühle, Wünsche, Bedürfnisse äußern können Verständnis und Empathie aufbauen Lösungsoptionen erarbeiten Lösungsoptionen auf Machbarkeit überprüfen Vereinbarung aufsetzen und unterschreiben Weiteren Termin vereinbaren

Fazit

Mediation kann neben weiteren Interventionsmöglichkeiten wie z. B. dem Einzel- und Teamchoaching als eine sehr effektive Methode zur Konfliktbearbeitung im Gesundheits- und Krankenpflegebereich gesehen werden.

Durch Mediation können neue Wege eröffnet werden, kann ein achtsames respektvolles und verständnisvolles Miteinander entstehen, oder aufgebaut werden. Durch Mediation können für alle beteiligten Konfliktparteien annehmbare und zufriedenstellende Lösungsoptionen erarbeitet werden.

6.2 Konfliktlotsen

Sie haben nun in diesem Buch die verschiedensten Methoden und Möglichkeiten zur Konfliktprävention und -lösung kennengelernt und gewiss auch erkannt, dass es keine »Patentlösung« zur Konfliktbehandlung gibt.

Tritt nun ein Konflikt in einem Unternehmen oder Team auf, hat die zuständige Führungskraft »die Qual der Wahl«: Welche Methode ist für die Art des Konfliktes und für die jeweiligen Mitarbeiter am besten geeignet? Was können wir intern bewältigen, wann ist es sinnvoll, Hilfe von außen in Anspruch zu nehmen? Diese Entscheidungen erfordern nicht nur Feingefühl, sondern auch ein gewisses Maß an Aufwand und v. a. das nötige »Background-Wissen«. Nicht selten sitzt die Führungskraft in solchen Fällen »zwischen zwei Stühlen«: beteiligte Mitarbeiter, Klienten oder Angehörige fordern einen »Schiedsspruch«. Stellung soll bezogen, Maßnahmen wollen gefunden werden. Ohne entsprechende Ausbildung, welche die meisten Führungskräfte im Gesundheits- und Krankenpflegebereich jedoch nicht erhalten haben, und angemessene Zeitressourcen sind diese Anforderungen kaum zu bewältigen.

Oft gelangen Konflikte auch erst sehr spät ans Licht, da betroffene Mitarbeiter nicht wissen, an wen sie sich wenden können bzw. eine Aussprache mit dem eigenen Vorgesetzten lange scheuen, aus Angst vor möglichen Konsequenzen. Maßnahmen können so erst sehr spät oder – bei Kündigung eines Beteiligten – nicht mehr eingeleitet werden, der Konflikt kann sich weiter zuspitzen, bis es letztlich zur Eskalation und/oder zu gravierenden Folgeerscheinungen kommt (»vergiftetes« Arbeitsklima, in dem keine konstruktive Zusammenarbeit mehr möglich ist, Kommunikationsverweigerung, Krankheitstage, Mobbing, Burnout, Kündigung usw.).

Wenn die Heimhilfen jemanden hätten, den sie anrufen können, der auch zur Verschwiegenheit verpflichtet ist, mit dem sie reden können, Sorgen loswerden, der sie versteht, dann wäre das super gewesen, aber von Seiten der Leitung kam da überhaupt keine Unterstützung. (Ausbildungsleiterin für Heimhilfen)

Was mir jetzt hier im Haus hilft ist, dass ein offener Umgang gefordert und zum Teil auch gelebt wird. Wenn es zu einer Konfliktsituation kommt, weiß ich, wo ich meine Ansprechpersonen finde. (Dipl. Sozialpädagogin)

Ich wünsche mir die Möglichkeit eine Kontaktperson zu haben, die für Rückmeldungen zur Verfügung steht. Wer solche Kontaktpersonen sein könnten? Vorgesetzte oder auch Kollegen. (Ausbildungsleiterin für Heimhilfen)

Genau in diesen Bereichen setzt das Konfliktlotsensystem an.

Was ist ein Konfliktlotse?

Das Konfliktlotsensystem wurde ursprünglich als Streitschlichtungsmaßnahme für den Schulbereich entwickelt und nun für den Gesundheits- und Krankenpflegebereich bzw. das Umfeld sozialer Institutionen adaptiert. Auch in vielen Unternehmen wird es unter unterschiedlichen Bezeichnungen bereits erfolgreich eingesetzt. Ein Konfliktlotse ist die erste Ansprechperson für Mitarbeiter (u. U. auch für Kunden, Klienten, Patienten und Angehörige), wenn ein Konflikt auftritt oder sich anbahnt. Der Konfliktlotse macht sich mit dem Konflikt vertraut und nimmt Kontakt zu allen beteiligten Parteien auf, mit dem Ziel ein gemeinsames Gespräch zu suchen. Er fungiert hierbei als »Vermittler«, mit der Aufgabe, die Parteien zusammenzuführen und ihnen zu helfen, eigenständige Lösungen zu finden (◘ Abb. 6.2).

Viele Konflikte können so schon an ihrer Wurzel erkannt und aufgearbeitet werden, da es oftmals ausreicht, einen Ansprechpartnern zu haben, der die Parteien zu einem klärenden Gespräch an einen Tisch bringt. Reicht dies nicht aus, werden weitere Maßnahmen eingeleitet, wie z. B. die Weitergabe des Falles an unternehmensinterne Einrichtungen, Spezialisten, sofern diese vorhanden sind. Das Wissen um solche internen Angebote bzw. die Durchführung solcher zählen genauso zu den Aufgabengebieten des Konfliktlotsen, wie zu entscheiden, wann sich ein Konflikt nicht mehr durch interne Maßnahmen lösen lässt und es daher sinnvoll ist, einen externen Spezialisten hinzuziehen oder zu empfehlen.

> Die Vorteile eines solchen Systems liegen in der Möglichkeit der Früherkennung von Konflikten und ihre zeitnahen, kompetenten Behandlung durch eine qualifizierte, umfassend ausgebildete Person innerhalb der Organisation.

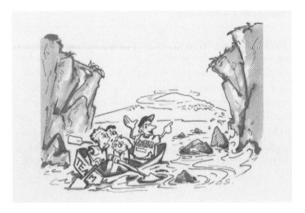

◩ **Abb. 6.2 Konfliktlotse**

Führungskräfte, welche diese Aufgaben oft durch einen Mangel an zeitlichen Ressourcen, aber auch an entsprechendem Wissen nicht bewältigen können, werden so in ihrem Tätigkeitsfeld entlastet. Mitarbeiter fühlen sich sicherer, da sie wissen, an wen sie sich wenden können, dass ihre Anfragen vertraulich behandelt werden und sie keine Konsequenzen von Seiten der Führungskraft zu erwarten haben. Die Scheu bei Konflikten Hilfe in Anspruch zu nehmen, kann hier zu einem Teil genommen werden. Auch in Organisationen, die bereits mehrere Maßnahmen zur Konfliktlösung und -prävention anbieten, erweisen sich Konfliktlotsen als äußerst hilfreich.

Kaum ein Mitarbeiter, geschweige denn Klienten oder Angehörige wissen, wann es sinnvoll sein könnte, z. B. an einer Coaching- oder Supervisionseinheit teilzunehmen, etwas bei einer Teamsitzung anzubringen oder doch lieber die Pflegedienstleitung zu informieren. Dem oftmals vorherrschenden Phänomen »es wird zwar etwas angeboten, aber kaum jemand nimmt es in Anspruch« kann so entgegengewirkt werden.

Wer kann Konfliktlotse werden?

Grundsätzlich können alle Mitarbeiter eines Unternehmens dazu ausgebildet werden – es kann, aber muss keine Führungskraft sein. Grundvoraussetzungen sind natürlich das Interesse an der Thematik und die Bereitschaft, diese Rolle im Unternehmen längerfristig zu übernehmen. Freiwilligkeit ist oberste Prämisse – wie bei anderen Konfliktmanagementmaßnahmen und generell allen Fortbildungen sollte auch hier niemand »zu seinem Glück gezwungen« werden. Im Idealfall wird der zukünftige Konfliktlotse von den Mitarbeitern ausgewählt bzw. ernannt – so ist Akzeptanz von vornherein gegeben. In jedem Fall sollte es sich aber um jemanden handeln, der über einen positiven Status innerhalb des Teams oder der Institution verfügt.

Bei größeren Unternehmen empfiehlt es sich, mehrere Mitarbeiter (wenn möglich aus unterschiedlichen Abteilungen) auszubilden. Damit ist einerseits gewährleistet, dass diese Position auch während der Urlaubszeit und im Krankheitsfall besetzt ist, andererseits hat auch der/ jeweilige Konfliktlotse einen Ansprechpartner, sollte er selbst in einen Konflikt involviert sein.

✔ **Praxistipp**

Weitere Informationen zur Ausbildung von Konfliktlotsen erhalten Sie unter: www.lorewehner.at.

Aufgaben und Funktionen

Neben der Funktion als Ansprechpartner gehört es auch zu den Aufgabengebieten, ein Gespür für schwellende Konflikte und Konfliktpotenziale zu entwickeln. Werden solche entdeckt, obliegt es den Konfliktlotsen, diese anzusprechen bzw. aufzugreifen, indem sie konkrete Angebote zur Konfliktbearbeitung anbieten. Sie sind somit Mittel zur Früherkennung von Konfliktpotenzialen in Unternehmen und Institutionen und tragen damit wesentlich zu einem besseren Betriebsklima und zur Kosteneffizienz durch Verhinderung von Konfliktfolgekosten bei (◘ Tab. 6.2).

In der aktiven Begleitung und Aufarbeitung von Konflikten verhalten sich Konfliktlotsen ähnlich wie Mediatoren – unparteiisch

◘ **Tab. 6.2** Einsatzbereiche und Methoden der betrieblichen Konfliktlotsen

Einsatzbereiche	Methoden
Ansprechpartner für Mitarbeiter in Konfliktsituationen	**Coaching:** Einzelcoching von Führungskräften und Mitarbeitern **Ziele:** Beratung; Sichtweisen und Perspektivenwechsel, Klärung der Vorgangsweise, nächster Schritt
Begleitung eines Teams in einer Konfliktsituation Begleitung Konflikt zwischen Team und Patienten bzw. Bewohnern Begleitung Konflikt zwischen Team und Angehörigen Begleitung Konflikt zwischen Team und Führungskraft/Leitung Begleitung bei z. B. Zusammenlegung zweier Stationen Begleitung bei Auflösung einer Station Begleitung beim Einstieg/bei Übernahme der Station des Bereiches durch eine neue Führungskraft Begleitung bei gravierenden Veränderungen z. B. neue Dienstformen oder neues Aktivierungs- und Pflegekonzept Begleitung von Teams bei Mobbingtendenzen	**Teamcoaching und Einzelcoaching** **Ziele:** Zielorientiertes und lösungsorientiertes Arbeiten mit dem Team. Coach unterstützt das Team Lösungsoptionen zu erarbeiten, begleitet das Team bei der Umsetzung der vereinbarten Maßnahmen. **Moderation** **Ziele:** Erhebung des Konfliktthemas, der am Konflikt beteiligten Konfliktparteien, Begleitung des Teams bei der Suche nach Lösungsoptionen, Erstellung eines Umsetzungsplans. **Mediation** Bei dieser Methode wird nach einer für beide Seiten stimmigen Lösung gesucht, Konfliktparteien werden auf dem Weg der Lösungsfindung begleitet, Vereinbarung wird aufgesetzt und von den Konfliktparteien unterschrieben.
Welche Methode gewählt wird, hängt einerseits von der jeweiligen Situation ab, andererseits von den Personen und Gruppen. Eine wichtige Rolle bei der Auswahl der Methode spielen auch vorhandene Fähigkeiten und Kompetenzen der beteiligten Personen.	

gegenüber den Konfliktparteien. Gegenüber dem Unternehmen bzw. der Institution selbst sind sie dagegen nicht völlig neutral, da sie ja in ihrer Funktion im Interesse des Betriebes agieren. Während sie gegenüber anderen Mitarbeitern zu Verschwiegenheit verpflichtet sind, gehört es zu ihren Aufgaben die zuständige Führungsebene über vorhandene Konflikte, die vorgeschlagenen Methoden zu Bearbeitung und den weiteren Verlauf der Konfliktbewältigung und Lösungsfindung zu informieren. Die angestrebten Lösungen sind demnach auch immer im Sinne des Unternehmens bzw. der Institution.

Betrieblicher Konfliktlotse: Möglichkeiten

Der Einsatz von Konfliktlotsen in Organisationen des Gesundheits- und Krankenpflegebereiches dient der Prävention und Deeskalation von Spannungsfeldern und Konflikten in Unternehmen. Der Lehrgang »betrieblicher Konfliktlotse« füllt den Werkzeugkoffer der Teilnehmer mit vielfältigen Methoden und Kompetenzen. Er hat das Ziel der Wissens- und Kompetenzerweiterung sowie der persönlichen und beruflichen Weiterentwicklung, damit Sie nach Abschluss des Lehrgangs mit verschiedensten Techniken vertraut sind, um in einer vermittelnden, begleitenden und schlichtenden Rolle den Herausforderungen im Alltag des Gesundheits- und Krankenpflegebereich bestens ausgestattet zu sein. Zusätzlich betreiben Sie aktiv Konfliktarbeit im Unternehmen, sind Ansprechpartner für alle Berufsgruppen sowie für Patienten, Bewohner, Angehörige und Kunden. Betriebliche Konfliktlotsen arbeiten einerseits präventiv, andererseits als Lotse, welcher die Konfliktparteien auf dem Weg der möglichst für beide Seiten passenden Lösungsfindung begleitet und unterstützt.

Weitere Methodenvielfalt von betrieblichen Konfliktlotsen

- Empathisch-lösungsorientierte Kommunikation (▶ Kap. 4),
- gewaltfreie Kommunikation (▶ Abschn. 4.3),
- systemische Aufstellungsarbeit,

▬ mediative Techniken, z. B. mediative Gesprächsführung
  (▶ Abschn. 6.1).

Qualitätssicherung betrieblicher Konfliktlotse

▬ Betriebliche Konfliktlotsen verpflichten sich zur jährlichen fachspezifischen Fortbildung von mind. 16 Übungs-
  einheiten
▬ Betriebliche Konfliktlotsen sind verpflichtet mind. 2-mal jährlich an einer Supervision teilzunehmen.
▬ Betriebliche Konfliktlotsen sind verpflichtet 2-mal jährlich ein
  Einzelcoaching in Anspruch zu nehmen.

Vorteile eines innerbetrieblichen Konfliktlotsen

Der Konfliktlotse…
▬ ist im Falle eines Konfliktes rasch vor Ort und kann schnell,
  effizient und unbürokratisch Hilfe leisten. Rasche Behandlung
  und Bereinigung von Konflikten sorgen dafür, dass die betroffenen Mitarbeiter bald wieder voll einsatzfähig sind.
▬ sorgt für eine Früherkennung von Konflikten und Konfliktpotenzialen. Eskalation und Konfliktfolgekosten (durch Krankheit, Kündigungen, schlechtes Image aufgrund von übler Nachrede) werden vermieden.
▬ trägt zur Prävention von Mobbing und Burnout bei.
▬ leistet einen Beitrag zu einer guten Kommunikations- und
  Konfliktkultur am Arbeitsplatz.
▬ beeinflusst das Betriebsklima positiv.
▬ stärkt die Institution und wirkt so der hohen Personalfluktua-
  tion im Pflegebereich entgegen.
▬ findet nach einer vergleichsweise kurzen Einschulung im Bereich der Pflege ein umfangreiches Einsatzgebiet vor, z. B. als
  Ansprechpartner für Führungskräfte, Mitarbeiter, Drittunter-
  nehmen, Patienten, Bewohnern, Klienten und Angehörige.
▬ trägt zur Gesundheitsförderung bei.

- sorgt für Qualitätssicherung im Bereich Beschwerde- und Konfliktmanagement.
- hat einen Überblick über externe Angebote und hilft ggf. aus einem Pool von Experten, geeigneten Mediatoren, etc. die richtige Person für den entsprechenden Konflikt zu finden.

Wie implementiere ich Konfliktlotsen in soziale Organisationen

Wenn Sie sich für die Aufgabe eines Konfliktlotsens interessieren, diese Tätigkeit in Ihrer Organisation oder Ihren Betrieb übernehmen möchten, dann muss Überzeugungsarbeit auf Führungsebene geleistet werden.

Argumentieren Sie überzeugend, indem Sie auf den Gewinn Ihrer Tätigkeit als Konfliktlotse für das Unternehmen, für ein positives Arbeits- und Betriebsklima, für eine aktive Teamentwicklung, die Verbesserung der interdisziplinären Zusammenarbeit, auch die Bedeutung für ein funktionierendes Beschwerde- und Konfliktmanagement und eine positive Öffentlichkeitsarbeit hinweisen. Machen Sie bewusst, dass durch Ihre Tätigkeit eine wichtige gesundheitsfördernde Maßnahme im Unternehmen gesetzt wird.

- Grundsätzlich empfiehlt es sich, wie bereits erwähnt, mehrere Mitarbeiter auszubilden. Die Kosten sollte hierbei im Idealfall vollständig die Organisation tragen. Ausgebildete Konfliktlotsen rentieren sich sehr bald auch finanziell.
- Je nach Situation bzw. Bedarf im Unternehmen sind Konfliktlotsen Ansprechpartner für alle. Die Zuständigkeitsbereiche sind vorab festzulegen bzw. können auch im Laufe der Zeit angepasst werden.
- Alle Mitarbeiter und ggf. Angehörige, Klienten oder Patienten sollten genau über das Angebot informiert werden. Die Telefonnummer und zeitliche Erreichbarkeit der Konfliktlotsen sollte gut sichtbar und für jeden zugänglich ausgehängt werden. Evtl. empfehlen sich die Bereitstellungen eines Diensthandys oder

die Einrichtung von fixen »Sprechstunden«. Im Idealfall sollten die Konfliktlotsen auch außerhalb ihrer eigenen Dienstzeit erreichbar sein – auch hier empfehlen sich mehrere Konfliktlotsen im »Wechseldienst«.

— Je nach Bedarf des Angebots wird die Person für die Aufgaben als Konfliktlotse freigestellt. Diese Rolle sollte nicht zur Zusatzbelastung für eine engagierte, aber ohnehin schon gestresste, überarbeitete Person werden.

— Konfliktlotsen sollten zur Durchführung von Gesprächen, Moderationseinheiten etc. entsprechende Räumlichkeiten und Materialien (Raum mit Seminarausstattung, Sitzecke, Kaffeemaschine, Moderations- und Aufstellungsmaterialien usw.) zur Verfügung stehen. Bei der Wahl des Raumes gilt zu beachten, dass gerade bei emotionalen Angelegenheiten eine angenehme Atmosphäre wesentlich zu einem guten Gesprächsklima beiträgt.

— Auch Konfliktlotsen sollten die Möglichkeit zur professionellen Aussprache bzw. Begleitung z. B. durch regelmäßiges Coaching erhalten.

Ausbildung

Eine umfassende, qualitativ hochwertige Ausbildung ist das »A und O« eines erfolgreichen Konfliktlotsen. Hier bekommt er die »Werkzeuge« in die Hand gelegt, welche später zur Erkennung, Bearbeitung, Prävention und Lösung von Konflikten benötigt werden. Dazu gehören etwa unterschiedliche Mediations- und Moderationstechniken. Zudem wird mit verschiedenen Kommunikationsmodellen vertraut gemacht und darin geschult, gewaltfreie Kommunikation und Gesprächsführung zu praktizieren. Er lernt mit offenen Augen durch den Arbeitsalltag zu gehen und Konflikte und Konfliktpotenziale zu erkennen und einzuschätzen (www.lorewehner.at).

Fazit

Betriebliche Konfliktlotsen sind eine wunderbare Bereicherung für den Gesundheits- und Krankenpflegebereich, wenn es darum geht, durch aktiv gelebte Konfliktarbeit die Zusammenarbeit im Team und mit den Patienten, Bewohnern und Angehörigen zu verbessern. Betriebliche Konfliktlotsen sollten damit als Nummer eins der gesundheitsfördernden Maßnahmen im Unternehmen gesehen werden. In einem an aktiver Konfliktarbeit interessiertem Unternehmen bleiben Mitarbeiter gesund!

6.3 Supervision

Supervision ist ein sowohl im Gesundheits- und Krankenpflegereich, als auch im Bereich der Heilberufe und therapeutischen Berufe vielerorts zum Selbstverständnis gewordenes Angebot für Mitarbeiter und Führungskräfte. Wobei nach meiner Erfahrung Supervisionsrunden für Führungskräfte eher selten angeboten werden, obwohl der Bedarf gegeben wäre. Immer wieder erlebe ich große Blockaden, wenn ich Supervision in Institutionen anbiete.

Rückmeldungen von Teilnehmern darüber, warum sie an keiner Supervision mehr teilnehmen wollen waren: »*Es wird lange geredet und es kommt nichts dabei raus.*«, »*Die, die es betrifft, nehmen an einer Supervision sowieso nicht teil.*«, »*Nach der Supervision ist immer negative Stimmung im Team.*«, »*Danach wird viel getratscht, es wird vieles nach außen getragen, was ja nicht sein sollte.*«, »*Meine Führungskraft hat mich nach der Supervision zum Einzelgespräch geholt.*« (Die Führungskraft war bei der Supervision nicht dabei.) Ich könnte die Liste der negativen Rückmeldungen endlos weiterführen, doch möchte ich auf die positiven Aspekte einer Supervision eingehen, da Supervision für alle Berufsgruppen im Gesundheits- und Krankenpflegebereich eine wertvolle und wichtige Methode zur Erhöhung der Arbeitszufriedenheit sein kann.

Was kann und soll Supervision bewirken

- Psychohygiene über berufliche Themen, schwierige und belastende oder unklare Situationen,
- Eröffnung neuer Sichtweisen und Perspektiven,
- Möglichkeit des Austausches und Möglichkeit des voneinander und miteinander Lernens,
- Verbesserung des Arbeits- und Betriebsklimas,
- Verbesserung der Zusammenarbeit im Team,
- Persönliche und berufliche Reflexion,
- Verbesserung der Kommunikationsabläufe,
- Klarheit und Struktur,
- Burnout- und Mobbingprävention.

Was kann und soll Supervision nicht sein

- »Feuerwehrstrategie« bei Konflikten,
- Kaffeerunde mit Klatsch und Tratsch,
- eine Möglichkeit andere bloßzustellen oder zu erniedrigen,
- ein Treffen ohne Ziel und Leitung,
- eine Möglichkeit Überstunden zu sammeln.

Wichtige Merkmale einer Supervision

- Der Supervisor arbeitet nicht im Unternehmen ist damit extern,
- Supervision findet regelmäßig statt (empfehlenswert 1-mal pro Monat).
- Auf passende Rahmenbedingungen wie z. B. auf einen geschlossenen Raum und freundliche helle Atmosphäre soll geachtet werden.
- Supervision beruht auf Freiwilligkeit, niemand wird gezwungen teilzunehmen.
- Es gilt der Verschwiegenheitsgrundsatz – besprochene Themen gehen nicht nach außen.
- Der Supervisor agiert »neutral«, hat hohe Fach- und Methodenkompetenz, besitzt hohe soziale Kompetenz, kann Themen »auf den Punkt« bringen und gibt keine Informationen über Themen der Supervision nach außen weiter.

- Der Supervisior sollte Verständnis über das berufliche Aufgabengebiet mitbringen, muss allerdings nicht aus dem beruflichen Aufgabengebiet kommen. »Berufsneutrale Supervisoren können durch ihre Außensicht Neues einbringen, was durch »Betriebsblindheit« vielleicht nicht mehr wahrgenommen werden kann.
- Ziele, Arbeitsschritte und Abläufe werden vereinbart.
- Kommunikations- und Umgangsregeln werden erarbeitet.
- Themen werden mit unterschiedlichsten Methoden aufgearbeitet
- Supervision findet meist in der Institution statt.

Möglichkeiten einer Supervision
- Team- oder Gruppensupervision,
- Fallsupervision,
- Einzelsupervision.

Wir hatten eine Zeit lang sehr intensive Supervision, weil sich das Team gerade neu geformt hat. Wir sind begleitet worden, bis die Supervisorin gemeint hat, wir können jetzt selbständig weiterarbeiten. Ich habe meinen eigenen Coach, was für mich total wichtig ist, dort kann ich alles anbringen, was ich möchte, ob das jetzt Themen über meine Mitarbeiter oder Themen mit meinen Vorgesetzten sind, egal was, ich kann mir die Situation im Coaching ansehen. Ab einer gewissen Führungsebene sollte Coaching verpflichtend eingeführt werden. (Stationsleitung)

✅ **Praxistipp**

Nehmen Sie regelmäßig an einer Supervision innerhalb oder außerhalb Ihres Unternehmens teil. Sollte es noch kein internes Angebot einer Supervision geben, regen Sie dies bei der nächsten Teambesprechung an.

Missverständnis Supervision
Im Gesundheits- und Krankenpflegebereich wird nach meinem Erleben meist Supervision im Konfliktfall gewählt und eingesetzt.

Supervision kann präventiv genützt werden, wenn es um die Erstellung von Konfliktregeln und ähnliches geht, doch bei schon bestehenden Konflikten wäre es eine kaum zielführende Methode. Supervision dient der Psychohygiene, der Fallbesprechung, der Verbesserung der Kommunikations- und Konfliktkultur im Unternehmen, doch sind dieser Methode, wenn es um Aufarbeitung schwieriger Konflikte geht, Grenzen gesetzt. Es kommt zu negativen Erlebnissen, Mitarbeiter blockieren gerade aus diesem Grund in vielen Organisationen das sehr wertvolle Angebot der Supervision.

Ich gehe nicht mehr zur Supervision, da wird nur viel über andere geredet, die nicht da sind und es kommt nichts heraus, da kann ich meine Zeit anders besser nützen. (Krankenschwester in einem Geriatriezentrum)

Wir konnten den Konflikt mit unserem Supervisor nicht lösen, was alle total frustriert hat. Erst später habe ich von der Möglichkeit der Mediation oder des Teamcoachings erfahren. Leider zu spät, ich habe den Betrieb bereits gewechselt. (Pflegehelfer in einen Krankenhaus)

Fazit
Supervision ist ein wichtiges Angebot, wenn es um »Gesundheitsförderung« und um positives Arbeits- und Betriebsklima im Unternehmen geht.

Beachten Sie bitte, dass Supervision kein »Allheilmittel« ist, dass jede Konfliktsituation eine andere Methode erfordert. Eignen Sie sich Wissen über die unterschiedlichsten Methoden an, dann können Sie aus einer Vielfalt wählen.

6.4 **Moderation**

Moderation bedeutet »schlichten, mäßigen, steuern, lenken«. Moderation im Gesundheits- und Krankenpflegebereich ist eine Aufgabe, welche sich Führungskräften aller hierarchischen Ebenen immer wieder stellt. Gerade bei Konfliktgesprächen kann ein Grundverständnis von Moderationsmethoden und -techniken hilfreich sein, um »schwierige« Situationen kompetent meistern zu können.

Moderation – Ihr tägliches Aufgabengebiet? Das Leiten von Dienstbesprechungen oder Dienstübergaben, das Gestalten von Angehörigennachmittagen oder -abenden, das Präsentieren von Projekten oder das Erstellen eines Leitbilds – all das kann mit Hilfe von Moderationstechniken wunderbar gemeistert werden.

Ein Grundverständnis für Moderation kann für alle Berufsgruppen im Bereich des Gesundheits- und Krankenpflegewesens hilfreich sein, um von den immer wieder erlebbaren Endlosdiskussionen und ergebnislosen Teamtreffen, zu einem zielorientierten, ergebnisreichen Arbeiten im Team zu gelangen.

Ablauf einer Moderation

Phase 1: Vorbereitung
- Rahmenbedingungen und Auftrag klären (bei externer Moderation),
- Wünsche, Erwartungen, Rolle, Ziele klären,
- Vorbereitung auf die kommenden Themen,
- schriftliche Einladung zur Moderation.

Phase 2: Umsetzung
- Persönliche Vorstellung (bei externer Moderation),
- Thema der Moderation ansprechen,
- Zeitablauf, Rolle des Moderators und die Struktur klären,
- Umgangs- und Kommunikationsregeln erstellen,
- Evtl. bereits vorhandene Ziele bekanntgeben,
- Moderation leiten – Gespräche, Diskussion, Austausch anregen,
- Konflikte direkt ansprechen, wenn zum Thema gehörend Lösungsoptionen erarbeiten,

- Meinungen anhören,
- auf gleichmäßige Redezeit der Teilnehmer achten,
- Ergebnisse festhalten,
- Maßnahmenkatalog planen, diskutieren: Wer macht was bis wann?

Phase 3: Abschluss

- Schriftliches Zusammenfassen: »Visualisieren und Dokumentieren«,
- Rückblick, Reflektieren,
- offene Fragen klären,
- Vorschau: gemeinsame Ziele hervorheben,
- Maßnahmenkatalog kurz zusammenfassen,
- Feedback einholen und geben,
- Abschließen, Verabschiedung.

Phase 4: Nachbereitung

- Ergebnisse zusammenfassen,
- Abschlussbericht erstellen (durch die Führungskraft oder den Konfliktlotsen),
- Maßnahmenkatalog in den Abschlussbericht einfügen,
- Kontrolle der Umsetzung (nur bei interner Moderation durch die Führungskraft),
- persönliche Reflexion: Was ist mir gelungen? Womit habe ich mir schwer getan? Was würde ich oder muss ich bei der nächsten Moderation beachten?

Wie moderiere ich

Moderationsregeln

- Es spricht immer nur eine Person.
- Jeder lässt jeden aussprechen.
- Redezeit beachten:- Moderator unterbricht wenn nötig, »Zeitwächter«.

- Vorwurfsfreie Kommunikation in der »Ich-Form«, für sich selbst und nicht für andere sprechen.
- Kommunikations- und Umgangsformen einhalten.
- Jeder kann zu Wort kommen.

Aufgabe und Rolle eines Moderators

Moderation bedeutet eine Ausgewogenheit zwischen Steuerung, Empathie, Lenkung und Kontrolle zu finden. Der Moderator ist Begleitung auf dem Weg Ziele zu erarbeiten, Lösungsoptionen zu finden, Projekte zu strukturieren oder Konflikte aufzuarbeiten. Er leitet und begleitet Teams und Gruppen. Themen und Anliegen der Teilnehmer stehen im Mittelpunkt. Der Moderatorin steht niemals im Mittelpunkt!

Tipps für Moderatoren

- Authentisch sein und echt bleiben,
- neutral bleiben (dies ist bei interner Moderation durch eine Führungskraft nicht gegeben),
- aktiv zuhören (▶ Kap. 4),
- Aussagen überdenken, reflektieren,
- Steuer- und Lenkungstechniken nutzen,
- Führungsstil bewusst einsetzen: empathischer, situativer und kooperativer Führungsstil sind empfehlenswert (▶ Abschn. 3.2),
- Interventionsmethoden einsetzen,
- Beiträge visualisieren und strukturieren,
- Paraphrasieren und Spiegeln,
- bei Konflikten intervenieren,
- vielfältigste Moderationstechniken einbringen,
- mit gezielten Fragetechniken Ziele, Gemeinsamkeiten und Unterschiede bewusst machen,
- auf Struktur und Zeitplan achten,
- auf Einhaltung der vereinbarten Umgangs- und Kommunikationsregeln achten,
- alle zu Wort kommen lassen, auf Redezeit achten,

- Ziele immer wieder bewusst machen,
- Ergebnisse schriftlich zusammenfassen und präsentieren (Zwischen- und Endergebnisse festhalten),

Konflikte während und in der Moderation

Konflikte haben Vorrang! Sprechen Sie Konflikte direkt an, nur dann kann eine Moderation, eine Dienstbesprechung, eine Projektbesprechung, etc. erfolgreich sein. Nicht angesprochene Konflikte können den weiteren positiven Verlauf stören. Frustration bei den Mitarbeitern nach Ende der Moderation kann die Folge sein, da meist keine Ziele, Abläufe und Maßnahmenpläne erarbeitet werden konnten, da Konfliktthemen immer wieder blockieren und ein effektives, zielorientiertes Arbeiten verhindern.

Nicht jeder Konflikt muss und kann sofort aufgearbeitet werden. Hat der Konflikt jedoch mit dem Thema zu tun, hat dieser Vorrang. Ist dem nicht so, bieten Sie einen Extratermin zur Aufarbeitung des Konflikts an oder geben Sie an den innerbetrieblichen Konfliktlotsen ab.

Gelingt es Ihnen die Bedürfnisse, Wünsche, Ängste und Sorgen, welche meist hinter den Konflikten stehen herauszufinden, kann dies ein wertvoller Beitrag zum Gelingen der Moderation sein.

16 wichtige Punkte in Konfliktsituationen

1. Bleiben Sie neutral. Ergreifen Sie für keine der beteiligten Personen oder Teams Partei.
2. Behalten Sie das Ziel und das Thema im Auge.
3. Nehmen Sie die Vermittlerrolle bei Konflikten ein.
4. Halten Sie Blickkontakt zu den Rednern.
5. Schreiten Sie ein, wenn Regeln nicht eingehalten werden.
6. Nutzen Sie Fragetechniken um herauszufinden »worum es wirklich geht.«
7. Wiederholen Sie Umgangs- und Konfliktregeln.
8. Gehen Sie auf die Metaebene. Sprechen Sie über das Thema.

9. Heben Sie Gemeinsamkeiten hervor, halten Sie sich an den roten Faden.
10. Halten Sie neue Erkenntnisse schriftlich fest.
11. Vermitteln Sie den Parteien Verständnis und Empathie.
12. Stellen Sie keine Aussagen in Frage. Wertschätzen ist der Schlüssel zum Erfolg.
13. Visualisieren Sie den Konflikt, erarbeiten Sie Lösungsoptionen schriftlich.
14. Lösungsoptionen sollten für beide Konfliktparteien passend sein.
15. Blitzlicht: Teilnehme können kurz Gefühle und Befindlichkeit beschreiben.
16. Schließen Sie Konfliktaufarbeitungen ab. Kehren Sie zum Thema zurück.

Wichtige Punkte für Moderatoren in Konfliktsituationen

- Bleiben Sie auf der Sachebene, nehmen Sie Angriffe nicht persönlich.
- Reagieren Sie nicht emotional, bleiben Sie bei sich und Ihrer Rolle.
- Werden Sie jedoch immer wieder persönlich angegriffen, weißen Sie auf Ihre Rolle und Aufgabe als Moderator hin, sowie auf Kommunikations- und Umgangsregeln.
- Bieten Sie die Möglichkeit eines Gespräches außerhalb der Moderation an.
- Machen Sie schriftliche Aufzeichnungen über Themen und Inhalte der Moderation.
- Machen Sie Pause damit sich die Gemüter beruhigen können.
- Kommen Sie wieder zum Thema zurück.

✅ **Praxistipp**

Besuchen Sie eine Fortbildung zum Thema »Moderation«. Sie werden erleben, wie hilfreich diese Methode sein kann und wie gewinnbringend Sie Ihre neuen Kompetenzen im Team oder in der Teamführung einsetzen können.

Fazit

Moderationstechniken und -methoden scheinen im Gesundheits-
und Krankenpflegebereich nur wenigen Führungskräften und Berufsgruppen vertraut zu sein.

Zu überdenken wären Inhalte und Themen des Unterrichts-
faches *Kommunikation*, welches in allen Ausbildungskonzepten
des Gesundheits- und Krankenpflegebereiches, der Heilberufe und
therapeutischen Berufe vorkommt. Wir brauchen neue Methoden,
neue Kompetenzen für alle Berufsgruppen in allen Aufgabengebieten. Wäre es nicht sinnvoller Moderation in das Unterrichtsfach
Kommunikation mit einzuplanen, als immer wieder auf theore-
tische Konzepte zurückzugreifen, welche nicht leicht in die Praxis
umzusetzen sind? Das Unterrichtsfach *Kommunikation* muss hohe
Selbsterfahrung und Praxistools beinhalten, damit eine Umsetzung des Gelernten möglich wird.

6.5 Coaching

Coaching gehört wie Supervision zu den beratenden Angeboten.
Doch im Unterschied zur Supervision ist Coaching im Gesund-
heits- und Krankenpflegebereich eine eher unbekannte Methode.
Man unterscheidet Einzelcoaching von Teamcoaching. Möglichkeiten des Coaching sind:

- Internes Coaching durch z. B. betriebliche Konfliktlotsen
  oder
- externes Coaching außerhalb der Organisation in den Räumen
  der Coaches.

Einzelcoaching

Mögliche Themen für ein Einzelcoaching wären z. B.:

- Psychohygiene,
- Perspektivenwechsel,

- Finden neuer Wege des zielorientierten Arbeitens bei z. B. Konfliktsituationen,
- Konflikte im Team, mit der Führungsebene, mit Mitarbeitern,
- Übernahme einer Station, eines Bereiches,
- Zusammenlegung von Stationen, Bereichen,
- Erhöhung der persönlichen Ressourcen,
- Neuorientierung innerhalb des Unternehmens,
- Neuorientierung außerhalb des Unternehmens, Finden von persönlichen und beruflichen Zielen, neuen beruflichen Möglichkeiten und Aufgabengebieten,
- neue Projekte, z. B. Implementierung eines neuen Pflegekonzeptes,
- Erarbeitung eines Leitbildes.

Teamchoaching

Zielorientiertes Teamcoaching nach Lore Wehner

Das zielorientierte Teamcoaching ist durch meine Arbeit im Bereich der Supervision und des Coachings entstanden und hat sich nach mittlerweile vier Jahren Umsetzung und Praxiserfahrung bestens bewährt. Den Teilnehmern der Supervision war nicht nur die Möglichkeit der Psychohygiene oder des Austausches wichtig, sondern auch das zielorientierte Arbeiten z. B. an Konfliktsituationen im Team, mit den Patienten, Bewohnern und Angehörigen.

Ich finde das Teamcoaching toll, bei der Supervision haben wir immer nur geredet und es kam nichts dabei heraus, was mich frustriert hat. Beim Teamcoaching arbeiten wir alle zusammen, wir gehen mit Zielen und Abläufen hinaus. Es geht uns im Team seitdem einfach viel besser. Ich bin einfach zufrieden, wenn ich nach Hause gehe. (Dipl. Gesundheits- und Krankenschwester der mobilen Dienste)

Was ist das besondere am zielorientierten Teamcoaching

- Es kann zielorientiert im Sinne des Unternehmens gearbeitet werden.
- Ziele können vom Team eingebracht und erarbeitet werden.
- Ziele können von der Führung vorgegeben werden. Diese werden im Teamcoaching mittels unterschiedlichster Methoden aufgearbeitet, visualisiert und danach präsentiert.
- Teamcoaching kann »verpflichtend« angeboten werden, z. B. für alle Mitarbeiter eines Bereiches oder eines Teams.
- Es können relativ rasch Abläufe erarbeitet werden, wie z. B. für ein neues Projekt.
- Zielorientiertes Teamcoaching kann in kurzer Zeit mögliche Lösungsoptionen erarbeiten. Stillstand innerhalb des Systems oder Blockaden können dadurch minimiert werden.
- Zufriedenheit bei den Führungskräften als auch bei den Mitarbeitern wird erhöht.
- Teambuilding wird während des gemeinsamen Arbeitens gefördert.
- Kommunikation und Kooperation innerhalb des Teams wird verbessert.
- Verständnis für unterschiedlichste Aufgabenbereiche wird aufgebaut.

✓ **Praxistipp**

Probieren Sie die Methode des zielorientierten Teamcoachings aus. Sie werden erleben, welches Potenzial an Ressourcen im Team, bei Ihren Mitarbeitern, ja auch bei Ihnen selbst geweckt werden kann.

In aller Kürze

Aktive, gelebte und professionelle Konfliktarbeit ist ein wesentlicher Faktor um positives Arbeits- und Betriebsklima aufzubauen und Beschwerde- und Konfliktmanagementsysteme zu implementieren.

Ungezielte, unstrukturierte und inkompetente Konfliktarbeit im Unternehmen kostet neben Zeit und Energie enorm viel Geld. Doch viele Kosten und Folgeschäden, die durch das Meiden, Verstecken, Leugnen oder Hinauszögern von Konflikten, und dem daraus resultierenden schlechten Ruf und Imageverlust in der Öffentlichkeit entstehen, können z. B. durch Spezialisten minimiert werden.

Eine Studie der Wirtschaftskammer Österreich, erhoben von Witasch und Partner (2004 und 2006) zeigt auf, warum das Ansprechen von Konflikten in Unternehmen gemieden wird. So wird als hauptsächlicher Grund *Angst vor einer unangenehmen Situation* angeführt. Aktive Konfliktarbeit kann zu einem positiven Arbeits- und Betriebsklima beitragen.

Dem unprofessionellen Umgang mit Konflikten könnte man mit einfachen und kostensparenden Mitteln begegnen, wie z. B. mit der Implementierung betrieblicher Konfliktlotsen, gezielter Fortbildung von Mitarbeitern und Führungskräften und mit dem Hinzuziehen von Spezialisten, was zu positivem Image und zu gutem Arbeits- und Betriebsklima führen könnte.

Literatur

[1] Bechtel P, Friedrich D, Kerres A (2009) Mitarbeitermotivation ist lernbar. Mitarbeiter in Gesundheitseinrichtungen motivieren, führen und coachen Springer, Berlin Heidelberg

[2] Belardi N (2002) Supervision. Grundlagen, Techniken, Perspektiven. C.H. Beck, München

[3] Bitzer B, Liebsch K, Behnert A (2002): Betriebliche Konfliktlösung durch Mediation. I.H. Sauer, Heidelberg

[4] Block S (2005) Gespräche in der Pflege moderieren. Vincentz Network, Hannover

[5] Daimler R, Sparrer I, Kibéd V (2003: Das unsichtbare Netz – Erfolg im Beruf durch systemisches Wissen. Kösel, München

[6] Drexler D (2006) Gelassen im Stress – Bausteine für ein achtsames Leben. Klett-Cotta, Stuttgart

[7] Edmüller A, Wilhelm T (2007) Moderation. Haufe. Planegg, München

[8] Experts Group Wirtschaftsmediatoren (2006) Management by Wirtschaftsmediation. Konflikte wirtschaftlicher lösen – mehr Motivation durch mediatives Führen. Wien: Wirtschaftskammer Österreich [Eine Sammlung von Fallbeispielen professioneller Mediatoren.]

[9] Fatzer G (2003) Supervision und Beratung: Ein Handbuch. EHP, Bergisch Gladbach

[10] Fischer-Epe M, Schulz von Thun F (2004) Coaching: Miteinander Ziele erreichen. Rowohlt, Berlin

[11] Gordon T (1989): Familienkonferenz. Heyne, München

[12] Holler I (2003): Trainingsbuch Gewaltfreie Kommunikation. Junfermann, Paderborn

[13] Höfner E, Schachtner H (2006) Das wär doch gelacht! – Humor und Provokation in der Therapie. Rowohlt, Reinbeck bei Hamburg

[14] Lotmar P, Tondeur E (1999) Führen in sozialen Organisationen. Paul Haupt, Bern Stuttgart Wien

[15] Lukas E (1987) Gesinnung und Gesundheit – Lebenskunst und Heilkunst in der Logotherapie. Herder, Freiburg/Breisgau

[16] Malorny C, Langner A, Kamiske GF (2007) Moderationstechniken, 3. Aufl. Hanser, München

[17] Mehta G, Rückert K (2008) Mediation – Instrument der Konfliktregelung und Dienstleistung. Falter, Wien

[18] Mentzel W (2008: Mitarbeitergespräche. Haufe, Planegg/München

[19] Möller H (2004) Was ist gute Supervision? Grundlagen, Merkmale, Methoden. Klett-Cotta, Stuttgart

[20] Pelzl B (1997) Offene Horizonte. Apfel, Wien

[21] Phillipp W (2006): Systemaufstellungen im Einzelsetting. Carl-Auer, Heidelberg

[22] Poser M, Schlüter W (2005) Mediation für Pflege- und Gesundheitsberufe. Haufe, Bern

[23] Radatz S (2009) Einführung in das systemische Coaching. Carl Auer, Heidelberg

[24] Rauen C (2008: Coaching. Hogrefe, Göttingen

[25] Rosenberg MB (2007) Gewaltfreie Kommunikation. Junfermann, Paderborn

[26] Ruppert F (2004) Verwirrte Seelen. Kösel, München

[27] Schmidt P (2007): Intercultural Understanding. Meridian, Montreal/Wien

[28] Schulz von Thun F (2005): Miteinander reden. Rowohlt, Berlin

[29] Tannen D, Klostermann M (1994) Das hab' ich nicht gesagt: Kommunikationsprobleme im Alltag. Goldmann, Leipzig

[30] Tewes R (2009) Führungskompetenz ist lernbar. Praxiswissen für Führungskräfte in Gesundheitsberufen. Springer, Berlin Heidelberg

[31] Vilsmeier C (2000) Feedback geben – mit Sprache handeln. Spielregeln für bessere Kommunikation. Metropolitan, Düsseldorf Berlin

[32] Watzlawik P, Beavin JH, Jackson DD (2007) Menschliche Kommunikation: Formen, Störungen, Paradoxien. Huber, Bern

[33] Weber G (2002) Praxis der Organisationsaufstellungen. Carl-Auer, Heidelberg

[34] Wehner L, Brinek T, Herdlitzka M (2010) Kreatives Konfliktmanagement im Gesundheits- und Krankenpflegebereich – Gesunde ZwischenMenschlichkeit. Springer, Wien

Internet

[35] Spiegel: Interview zu High Potentials: http://www.spiegel.de/unispiegel/jobundberuf/0,1518,grossbild-196355-311471,00.html Abgerufen 01.01.2012

[36] Wikipedia: Artikel zum Thema »Führungsstile«: http://de.wikipedia.org/wiki/F%C3%BChrungsstil#Laissez-faire-F.C3.BChrungsstil Abgerufen 01.01.2012

[37] Verhalten in Organisationen (2009): http://www.realwwz.ch/system/files/download_manager/verhalten_in_organisationen_hs_2009_zusammenfassun_4b4dedae9112d.pdf Abgerufen 08.01.2012

[38] Personal Excellence Programm (2010): http://www.pep-coaching.com/tl_files/downloads/newsletter/10-09-20_Selbst_u_Zeitmanagement.pdf Abgerufen 08.01.2012

[39] Unternehmenserfolg durch Personalentwicklung: http://www.actsimple.de/publikationen/1145e661cca5ba8c7745da48c336e1d2.pdf Abgerufen 08.01.2012

[40] Schlüsselqualifikationen von Führungskräften: http://qualifikation.kenline.de/qualifikation/schluesselqualifikation.htm Abgerufen 01.01.2012

[41] Magazin für Theologie und Ästhetik: Was ist Haltung? http://www.theo-mag.de/43/fk6.htm Abgerufen 08.01.2012

[42] Kommunikation: http://bilder.buecher.de/zusatz/20/20900/20900125_lese_1.pdf Abgerufen 08.01.2012

Stichwortverzeichnis

A

AIDA-Modell 87
aktives Zuhören 79
Aktivierung 17
Arbeitsklima 50
Arbeitsteilung 17
Arbeitszufriedenheit 53
Auslöser, Konflikt 10
Authentizität 35
autoritärer Führungsstil 63

B

Bedürfnis 31, 75
Beschwerdemanagement 5, 18
Betriebsklima 50
Beziehungsebene 11
Blockade 20
Burnout 12

C

Coaching 40, 136

D

demokratischer Führungsstil 64
Demotivation 20
Dienstbesprechung 44
Dienstplan 18
Du-Botschaften 72

E

Echtheit 81
Einzelcoaching 136
Emotionen 76
Empathie 37, 81
– Zuhören 79
Empfänger 67
Eskalationsstufen 21

F

Fehlermanagement 18
Folgeschäden 47
Führung
– Ebene 16
– Führungskreis 65
– Kompetenzen 58
– Konfliktpotenzial 57
– partnerschaftlicher Führungsstil 16
– Schulung 5
– Stellenwert 8
– Stile 63, 64
– Verhalten 61

G

Gefühle 76
Gesundheitsfördernde
   Maßnahmen 4
gewaltfreie Kommunikation 85
Grundhaltung 34
Gruppen 94

I

Ich-Botschaften 71
Identität 101
Interdisziplinarität 17
interkulturelles Team 19, 90

K

Kommunikation 3, 14
– Ebenen 81
– gewaltfreie 85
Konflikt 10
– Auslöser 10
– Auswirkungen 13
– Bearbeitungsmethoden 22
– Eskalationsstufen 21
– Kosten 44
– Urlaubsplanung 12
Konfliktanalyse 29
Konfliktangst 21
Konfliktarbeit 5, 11
Konfliktebene 14
Konfliktlotse 47, 117
– Fortbildung 123
– Funktion 121
Konfliktmanagement 5
Konfliktpotenzial 12
– Führung 57
Konfliktprävention 3, 29
Konfliktspirale 11
Konfliktursache 18
Kooperationsbereitschaft 13
kooperativer Führungsstil 64
Kosten 44
Kultur 95, 101

L

Laissez-fairerer Führungsstil 64
Lösung 15

M

Mediation 105
– Einsatzmöglichkeit 106
Mediator 107
Mentalität 93, 98
Methoden 22
Mitarbeiter
– Fluktuation 48
– Schulung 5
Mobbing 12
Moderation 130
– Ablauf 131
– Konflikte 134
Motogeragogik 17
multiprofessionelles Team 17
Muttersprache 92, 97

R

Rassismus 100
Reflexion 44
Religion 95, 99

S

Sachebene 11, 14
Schulung
– Führungskräfte 5
– Mitarbeiter 5
Sender 67

soziale Ebene 14
Sprache 92, 97
Stress 12
strukturelle Ebene 15
Supervision 40, 127
– Merkmale 128

T

Team 17
– interkulturelles 19, 90
– Ressourcen 138
Teamchoaching 137

V

Verhalten 30
Vermittler 107
Vier-Ohren-Modell 69

W

Werte 75
Wertschätzung 36, 81

Z

Zeitmanagement 41
Zusammenarbeit, interdisziplinäre 17

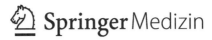
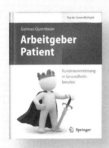
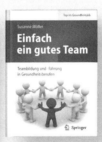
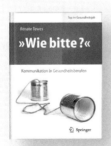
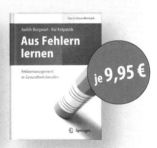

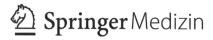
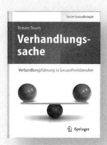
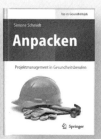
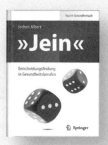
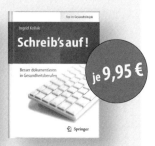

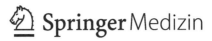
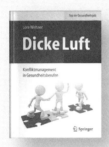
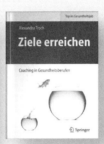
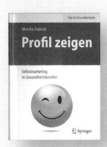
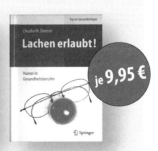

Printing: Ten Brink, Meppel, The Netherlands
Binding: Stürtz, Würzburg, Germany